遺體處理操作手冊

Funeral Etiquette Theory and Practice

王慧芬◎主編

吳舒晴、張文玉
黃勇融、李佳諭◎著

主編序

　　生死事大，人生終點的喪禮，從古至今都為世人所重。喪禮儀節，就文獻考證可追溯自中國先秦時代，尤以《儀禮》〈士喪禮〉、〈既夕禮〉兩篇，將士階層遭遇父母之喪的「殮」、「葬」流程，完整詳實地記錄下來。〈既夕禮〉以「葬」、「記」為主，從葬前所有的準備工作如筮宅、卜日、啟殯、發引，到下葬所有的儀節進行記錄，乃至於過程所需使用的陳器或是贈賵、奠祭禮節等。〈士喪禮〉則記載了從初死到葬日之「殮」、「殯」、「葬」儀節。從「復」禮（招魂），遺體處置「楔齒用角柶」、「綴足用燕几」，奠拜以「脯醢、醴酒」；以及沐浴所使用的物品如：「貝三，實於笲。稻米一豆，實於筐。沐巾一，浴巾二，皆用谷，於笲。櫛，於簞。浴衣，於篋。」亦或飯含盈實之儀節：「主人左扱米，實於右，三，實一貝。左、中亦如之。又實米，唯盈。」乃至為亡者準備的物品，桑木髮簪、絲棉耳塞、覆面布巾、玉制指套、三套黃、白、鑲紅邊黑色亡者生前衣服、竹笏板、白色革履等，亡者衣著裝扮等：「商祝掩，瑱，設幎目，乃屨，綦結於跗，連絇。乃襲，三稱。明衣不在算。設韐、帶，搢笏。設決，麗於腕，自飯持之，設握，乃連腕。設冒，櫜之，幠用衾。」最後乃至成服、朝夕哭奠、大殮蓋棺、卜葬、奠拜等等諸多儀節鉅細靡遺。

　　〈士喪禮〉、〈既夕禮〉所記載的諸多儀節或許因為時代演變與科技進步於現今不見得適用，但觀古知今，古禮的認識學習有助於我們對殯葬禮儀的文化背景與儀節內涵的思考，也可提供我們現今殯葬創新立論的根基，更讓我們體認到喪禮核心價值所在。喪禮從「臨終」、「殮」、「殯」到「葬」、「後續關懷」諸多儀節與要求無非都是為了圓滿「生死兩安」的終極目標，或達成現今殯葬專業「悲傷撫慰」的效益。就誠如周何教授所言：

「這些儀式的安排都是在幫助當事人,一步一步地學習著收斂和隱藏,最後達於完全恢復正常的目的。反過說,如果沒有那麼深重的痛苦,不需要任何幫助,隨時可以恢復正常,也就不需要這麼多儀式了。」所以喪葬儀節的設置、產生與存在的意義,是為了協助亡者與家屬,追求身心安頓與生命傳承,絕非死守儀節,行禮如儀。

仁德醫專生命關懷事業科創辦至今已十二載,畢業的校友遍及台灣各地殯葬業,我們科系一直以殯葬教育傳承者、創新者自居,期許透過教育培養殯葬專業人才,以此提升殯葬品質。然教育根基在於「傳承」與「創新」,我們科年年辦理學術研討會,開辦遺體處理系列研習活動,落實紮根於殯葬教育與學術專業。設立喪禮服務考場,配合國家推動喪禮服務證照制度,且成立二專在職與五專部,從基層培養殯葬專業人才。更進一步集結專業老師們編著殯葬領域專書,年年出版刊物,建構提升殯葬專業。今年度感謝教育部 USRHub 育成種子計畫專業人才培育項目的經費補助,讓我們科上第一本「遺體處理」領域的專書得以出版。此次邀集了四位老師,南華大學李佳諭助理教授、仁德醫專張文玉講師、黃勇融講師、吳舒晴講師共同編著此書。內容包含了遺體處理理論與技能實務兩個層面,以及四個專章---「遺體處理的意義」、「丙級術科洗穿化技能」、「遺體縫合技能(初階)」、「大體 SPA 與尊體服務」。各章以深入淺出的方式讓學子們從無到有,建構遺體處理學基礎理念與實務實作技能。這是我們的第一步,以初階基礎訓練為主,「遺體處理學」進階專書編撰與出版將是我們未來的目標。試想《儀禮》〈士喪禮〉、〈既夕禮〉編撰者,一定也是以此「傳承」、「教育」之心,才能為我們留下的這一殯葬文化資產。感念先賢精神與四位老師的付出,更期待生關科學子們,藉此立基站於巨人的肩膀上,充實專業,精進所學,無憾人生。

仁德醫專生命關懷事業科助理教授

王慧芬　敬書

目　錄

主編序 / 王慧芬　1

第一章　遺體處理的意義 / 吳舒晴　3

前　言　6

第一節　遺體處理的必要性　6

第二節　遺體處理的一般作為　11

第三節　遺體處理的一般作為所產生的問題　16

第四節　遺體處理應有的作為　20

第二章　　丙級術科洗穿化技能 / 張文玉　27

前　言　28

第一節　洗身、穿衣技能　29

第二節　化妝技能　66

第三章　遺體縫合技能（初階） / 黃勇融　91

前　言　92

第一節　遺體縫合理論　93

第二節　遺體縫合與力學　98

第三節　遺體縫合器械　101

第四節　遺體縫合原理　110

第五節　遺體縫合方式　116

第六節　遺體縫合建議操作程序　119

第七節　遺體縫合注意事項　121

第八節　結　論　123

第四章　大體 SPA 與尊體服務 / 李佳諭　125

前　言　126

第一節　遺體芳療 SPA 的趨勢及發展　126

第二節　大體 SPA 服務流程之規劃　134

第三節　大體 SPA 尊體服務應具備之服務證照　143

第四節　結　論　150

參考文獻　151

第一章

遺體處理的意義

吳舒晴

前　言

第一節　遺體處理的必要性

第二節　遺體處理的一般作為

第三節　遺體處理的一般作為所產生的
　　　　問題

第四節　遺體處理應有的作為

前　言

　　鑒於社會變遷日遽，家庭功能衰退，導致家人彼此之間的相互療傷可能性越來越低。處於這樣的困境，因著親人死亡所產生的悲傷既不能免，如何讓家屬的喪親之痛可以在殯葬服務中得到某種程度的化解，慢慢成為今天殯葬服務的重要課題。為了能夠讓死亡在殯葬服務中產生一定的效用，本文擬從遺體處理的意義進行探討，嘗試提出有助於悲傷療癒效果的芻見？

　　本文從生死一體的觀點出發，探討遺體處理的意義與內容。我們發現遺體處理極具意義。其中，最廣的意義就是整個殯葬的處理，最狹窄的意義就是殮的部分。在殮的部分中，它又有四個層面的意義，就是遺體淨身、遺體美容、遺體修復、遺體防腐……等面向。在此，本文把探討的重點放在遺體淨身身上。

第一節　遺體處理的必要性

　　我們發現人類和動物對於死亡的對待方式完全不同。動物由於受到本能的限制，所以牠們在對待死亡時只能把它看成是一個事實來接受。可是，人類就不一樣。對他們而言，死亡不只是一個必須接受的事實，還是一個需要解決的問題。因此，在面對死亡時，人類不只會有恐懼害怕的情緒發生，正如我們在動物身上所見那樣，更會透過一些相關的作為來化解這樣的恐懼害怕的情緒，而這是動物身上所見不到的。就是這種不同的對待方式，使得人類在死亡的面對上迥然不同於動物。

那麼，人類是透過什麼樣的相關作為來凸顯他們和動物的不同？對於這個問題，我們可以從山頂洞人的喪葬作為找到最初的答案。根據考古資料顯示，山頂洞人和動物在面對死亡時有很大的不同[1]。對動物而言，死亡就是一個不得不接受的事實，除了會帶來恐懼害怕的情緒以外就難以出現其他的反應。但是，對山頂洞人而言，死亡帶來的不只是不得不接受的事實，也帶來了需要解決的恐懼害怕情緒。面對這樣的情緒，如果山頂洞人沒有辦法解決，那麼他們就會陷入終日惶惶不安的情緒之中。所以，對他們而言，如何藉由一些殯葬的作為來化解這種恐懼害怕的情緒問題，是一件很重要的事情。

在此，我們自然會產生一個疑問，就是山頂洞人為什麼對死亡會出現恐懼害怕的情緒？當然，在回答這個問題的時候，我們一樣可以把答案推給本能，認為這是和動物相近的反應。可是，如果我們這樣回答的話，那麼在問題的解決上就不能產生應有的效用。因為，從對動物的行為觀察來看，我們實在很難找到像人類那樣的殯葬作為。頂多可以找到的是，類似殯葬作為的作為，例如像對動物遺體的埋葬[2]。不過，這樣的埋葬的作為只是單純的本能反應，並沒有像山頂洞人那樣的複雜與問題化。

對山頂洞人而言，殯葬作為的重點不在殯葬作為本身，而問題的面對與解決上。如果不是這樣的問題，那麼他們就不會用這種方式來解決。那麼，他們所遭遇的問題是什麼？對他們而言，死亡之所以令人恐懼害怕不是像動物的反應那樣沒有原因的，純粹來自於本能的反應。事實上，死亡之所以令人恐懼害怕就在於人類的死亡不是單純的死亡，而是死亡後會對還沒有死亡的生者帶來失去生命的威脅。對生者而言，他們不希望像亡者那樣遭遇死亡的下場。因此，他們必須透過對死亡的處理來化解死亡所帶來的困擾[3]。

---

[1] 楊寶祥　章林：《殯葬學概論》（北京市：中國社會出版社，2011 年 9 月），頁 7。
[2] 王宏階　賀聖迪：《殯葬心理學》（北京市：中國社會出版社，2004 年 10 月），頁 27。
[3] 鄭志明　尉遲淦：《殯葬倫理與宗教》（新北市：國立空中大學，2010 年 8 月），頁 48。

　　那麼，他們採取哪一些殯葬作為來化解死亡所帶來的困擾？對他們而言，他們認為亡者死後並沒有完全消失。實際上，他們還繼續存在，只是這樣的存在和我們生者不太一樣。雖然不一樣，但是他們一樣會有他們的需求。在存在不同，卻能力更大的影響下，他們會因著對待上的不公平而對生者做出報復的行為，讓生者處於死亡的境地。所以，為了避免他們的報復，山頂洞人採取公平的作為來回應他們，希望他們能夠因此不要傷害生者。

　　基於上述的認知，山頂洞人採取一些公平的殯葬作為。例如把紅鐵礦粉撒放在亡者遺體的四周來表示亡者的生命還在，他們並沒有因為死亡的出現而失去他們的生命。又如把亡者生前所擁有的一些財物，在他們死後把這些財物放置在亡者遺體的四周作為陪葬品，表示他們生前所擁有的一切並沒有因著死亡的出現而變成他人的所有物。再如把亡者的遺體放在原先居住洞穴的下室，表示生者並沒有遺棄亡者，也沒有讓亡者因著死亡的出現而流離失所。經由這樣相關的殯葬作為，山頂洞人認為他們已經把該屬於亡者的歸還給亡者，亡者自然就沒有理由報復他們，把他們也帶進死亡的境地。由此，山頂洞人化解了他們因著死亡所帶來的恐懼害怕的情緒[4]。

　　從這一點來看，人類最初的殯葬作為是來自於化解死亡所帶來的恐懼害怕的情緒問題。為了達成這個目的，這些相關的作為必須圍繞著亡者的遺體進行。如果沒有圍繞著遺體進行，那麼山頂洞人就會覺得不放心。因此，在最初殯葬處理時遺體是我們處理的重點。透過這樣的處理，山頂洞人認為亡者就能接收到我們的心意，認為我們真的公平地對待了他們。既然我們已經公平地對待了他們，讓他們在死亡過程中所遭遇的損失都得以恢復。所以，他們就沒有理由進一步對生者採取報復的作為，生者也因而

---

[4] 尉遲淦：〈由生死議題談喪葬關懷〉，《國際道教 2018 生命關懷與臨終助禱學術論壇論文集》（高雄市：中華太乙淨土道教會，2018 年 10 月），頁 156-157。

獲得了平安。由此可見，人類最初對於殯葬的處理是以遺體的處理作為整個處理的核心。

　　不過，從對死亡恐懼害怕的角度來處理遺體的作為只是人類最初處理死亡的一個作法。到了後來，人類關係進到家庭的階段時，人類對於死亡的處理又從另外一個角度切入。對人類而言，有關死亡的恐懼害怕不再是面對死亡的重點，面對死亡的重點逐漸移轉到親情斷裂的問題[5]。那麼，為什麼人類在面對死亡時會有這樣的轉變？這是因為人類的存在不再是依附於部落的存在，而是依附於家庭的存在。當人類的存在依附於部落時，一切都歸屬於部落。這時，人類是沒有自我的。可是，當人類開始有了家庭以後，人類就逐漸發展出自我，認為除了部落以外還有自己的家庭。久而久之，家庭就成為他最親密的存在。

　　隨著家庭逐漸的穩固與壯大，人類存在的重心逐漸從部落移轉到家庭。對人類而言，家庭是他存在的中心。無論是他生存的任何方面，都緊密和家庭產生關聯。因此，在他的存在記憶中，家庭是他賴以維生的保障。如此一來，日復一日，直到有一天死亡來臨時，他才發現這樣的存在經驗讓他對家庭產生難以割捨的依賴。如果這樣的依賴可以繼續下去，穿越了死亡的阻隔，那麼他就可以安安心心地死去，不用擔心死後的際遇是否會有問題？對於這種不想割捨的依賴，成為他面對死亡的新課題。因此，如何經由一些人類的作為來化解這種死亡所帶來親情斷裂的問題，就成為人類在面對死亡時的第二種作法。

　　那麼，人類是怎麼採取一些作為來化解這種親情斷裂的問題？首先，他們在亡者初終時，也就是剛死的時候，對著亡者的遺體進行招魂的作為，表示生者對於亡者有依依難捨的感情。其次，在確認亡者真的死亡以後，緊接著他們對著亡者的遺體進行殮的作為，讓亡者在沐浴更衣之後以

---

[5] 李慧仁：《儒家喪禮思想之研究》（新北市：華梵大學東方人文思想研究所博士論文，2017年6月），頁37。

清白之身回去面見祖先。接著,他們在大殮之後將亡者的遺體安置在棺木之中進行守靈的作為,表示他們對於亡者的不捨之情。經過守靈之後,到了殯的階段,通過告別式的舉行,表示他們對於與亡者在人間的關係作了最後的總結。再來,到了葬的階段,透過他們對於遺體的埋葬,表示亡者的魄已經得到了安頓。最後,經由返主的作為,亡者的神主被迎回家中與祖先合爐祭祀成為祖先,表示他們願意傳承亡者的一切,與亡者維持生前的關係,使這個家得以綿延不絕[6]。

到了現代,隨著科學的進步,我們對於死亡開始有了不同的理解。對人類而言,死亡只是一個自然的事實,它本身並沒有任何神秘的色彩。不僅如此,對於家庭的延續,他們也不認為需要透過祖先的存在來解決。對他們而言,世上的所有就是一切。在經驗之外,別無其他的存在。受到這種觀念的影響,過去從對死亡恐懼害怕的角度來處理亡者的遺體,和從親情延續的角度來處理亡者的遺體,都成為過眼雲煙。在此,唯一要注意的就是遺體本身對自然的影響。從物理變化的角度來看,亡者的遺體是屬於廢棄物的一環,它會隨著時間的變化而腐敗。當它腐敗時,如果沒有適時加以處理,那麼這樣的腐敗對於周遭環境就會帶來公共衛生的問題。因此,為了避免這種公共衛生問題的發生,現代人只好藉著遺體處理的作為讓這樣的問題不要發生。也就是說,整個現代殯葬的作為主要目的都在於如何解決遺體對於環境所帶來的衛生問題[7]。

總結上述的探討,我們知道亡者遺體處理的必要性。對遠古而言,處理亡者遺體的目的在於解決人類對於死亡恐懼害怕的情緒問題。對古代而言,處理亡者遺體的目的在於解決人類對於死亡所帶來的親情斷裂問題。對現代而言,處理亡者遺體的主要目的在於解決死亡對環境所帶來的衛生

---

[6]尉遲淦:《殯葬生死觀》(新北市:揚智文化事業股份有限公司,2017 年 3 月),頁146-151。

[7]鈕則誠:《殯葬學概論》(新北市:威仕曼文化事業股份有限公司,2006 年 1 月),頁7-9。

衝擊問題。無論是哪一個階段，我們都發現亡者的遺體是需要處理的。如果亡者的遺體沒有處理，那麼亡者就不能以人類的身分死亡，而只能以動物的身分死亡。對亡者或生者而言，這樣的死亡方式並不是他們所想要的，也有違他們身為人類的尊嚴[8]。

第二節　遺體處理的一般作為

　　一般而言，亡者遺體的處理方式關係著人類的尊嚴，它決定著人類的死亡是否可以用人類的方式來對待？不過，這種對於遺體處理的認知方式似乎和我們現行的一般認知不同。因為，對一般認知而言，遺體處理有特定的意義，它不是泛指所有殯葬處理的過程。實際上，它所指的單純只是直接與遺體本身處理有關的部分。也就是說，這樣的處理和整個殯葬無關，它只是整個殯葬處理中的一部分，也就是只和殮的遺體處理有關[9]。

　　那麼，為什麼會有這樣的差別發生？其中，最主要的理由就在於專業分工的成熟。對早期的殯葬處理而言，由於專業分工還不成熟，所以在遺體處理時當然就跟整個殯葬處理連在一起。這時，遺體處理要和其他的人類作為有所區分，這種區分就奠基於生與死的分別。可是，隨著專業分工的逐漸成熟，這時要區分遺體處理和其他的人類做為就不需要藉著生與死的分別，而可以在死的處理中進一步區分殯葬處理和遺體處理的不同。經由這樣的分別，遺體處理就不再代表著殯葬處理的全部，而只是殯葬處理的一部分，也就是和殮有關的部分。由此，遺體處理就專指與殮有關的處

---

[8]在此，我們對於尊嚴的解釋不從意願上來說，而從身分上來說。一個人如果可以在死亡的時候恰如其分的處理，那麼我們就會認為這個人死得很有尊嚴。相反地，一個人死的時候如果無法用人的方式來送他，那麼我們就會認為這個人死得一點尊嚴都沒有。

[9]鈕則誠：《殯葬學概論》（新北市：威仕曼文化事業股份有限公司，2006年1月），頁27。

理。

　　當然，有人可能會不同意這樣的說法。對他們而言，不是有一些遺體處理是在殯葬之外的嗎？對於這一些與殯葬無關的遺體處理難道也要說是和殮有關的處理嗎？其實，他們說的並沒有錯，確實有一些遺體處理是和殮無關。例如遺體解剖的部分，無論是醫學上的解剖還是刑事案件上的解剖，這些遺體處理基本上是和殯葬無關的，自然也就不能把它們看成是殮的一部分。對於這一部分的遺體處理，我們只能把它們看成是殮以外的遺體處理。從這一點來看，和殮有關的遺體處理的確是不能包含這些情況在內。

　　此外，在殯葬的處理當中也有一些和殮無關的處理，例如像火化或土葬的部分。就火化的部分而言，這一部分也是屬於遺體處理的一部分。因為，所謂的火化就是對遺體的一種作為，讓遺體不再維持原來的完整性而變成骨灰。同樣地，就土葬的部分而言，這一部分也是屬於遺體處理的一部分。對它而言，這樣的作為就是透過掩埋的過程讓遺體從完整的狀態變成骨骸。所以，無論是火化或土葬的作為都是屬於遺體處理的一部分[10]。雖然如此，我們今天並不會特別把這些與葬有關的處理看成是遺體處理的專屬部分，而只會把它看成是一般的部分。至於所謂的專屬部分，我們只會保留給殮的部分。

　　不過，上述雖然有這樣的例外，我們還是可以很明確地說，在殮的部分的遺體處理是很清楚的。因此，我們自然不會把它和其他的遺體處理，如整個殯葬的處理、醫學上的解剖或刑事案件的解剖、或葬的處理，混在一起。如果我們可以很清楚地分辨出殮的遺體處理，那麼這樣的遺體處理是一種怎麼樣的處理？就我們所知，這樣的處理是有一段歷史演變的過程。例如早期的埃及就曾經有過遺體保存的作為，對他們而言，保存遺體

---

[10] 朱金龍：《殯葬學導論》（北京市：中國社會出版社，2008 年 5 月），頁 11-13。

的目的是為了將來法老王復活的時候可以繼續使用這樣的身體[11]。所以，對他們而言，這樣遺體處理的目的不在於遺體本身的保存，像製作標本那樣，而在於未來法老王復活的需要。

對於這種為了復活的需要所做的遺體處理，我們也在基督宗教中見到，只是在基督宗教中他們採取與埃及不同的作為。在埃及的作為中，他們採取的是取出內臟的防腐處理，而基督宗教就不同。對他們而言，他們並沒有對遺體本身進行進一步的處理，而是利用裝載遺體的載具的材質的選擇來保存遺體。經過這樣的處理以後，由於裝載遺體的載具不像中國人那樣會用放栓的方式打洞[12]，使得這樣的載具本身處於密不透風的狀態，所以使得遺體在沒有空氣的輔助下不易為細菌所分解。就這樣，遺體得到了保存，自然也就能夠應付未來復活時的需要[13]。

除了這種保存遺體的處理方式以外，中國人有另外一套處理的方法。對中國人而言，處理遺體的目的不在於未來法老王復活的需要，也不在於個人復活的需要，而在於孝道的善盡[14]。為了善盡孝道，他們必須利用遺體處理的機會一方面讓亡者的人格恢復清白，另外一方面讓亡者的生命意義得以獲得肯定。所以，他們一方面利用淨身的機會洗清亡者這一生人格不清白的地方[15]，另外一方面利用為亡者著裝的機會讓亡者穿上證明他們這一生成就的壽衣[16]，使他們在死後有機會回到祖先那裡。就這一點而言，這種遺體處理的方式是帶著道德的意味的。

---

[11] 穆金：《圖解埃及生死書》（海南海口：南海出版公司，2008 年 12 月），頁 98。

[12] 楊炯山：《喪葬禮儀》（台灣新竹：竹林書局，1998 年 3 月），頁 507。

[13] 松濤弘道著，許懌綞譯：《世界喪禮大觀》（台北市：大展出版社有限公司，1998 年 12 月），頁 224。

[14] 邱達能：〈先秦儒家思想對當代喪葬問題的反思〉，《綠色殯葬暨其他論文集》（新北市：揚智文化事業股份有限公司，2017 年 9 月），頁 89。

[15] 林素英：《古代生命禮儀中的生死觀：以〈禮記〉為主的現代詮釋》（台北市：文津出版社有限公司，1997 年 8 月），頁 86-87。

[16] 林素英：《古代生命禮儀中的生死觀：以〈禮記〉為主的現代詮釋》（台北市：文津出版社有限公司，1997 年 8 月），頁 95-96。

　　然而，隨著時代的變遷，科學的進步，無論是上述的宗教處理還是道德處理，這些處理方式逐漸為科學處理所取代。對一般人而言，只要他們接受的教育是科學教育，那麼他們對於遺體的認知就會和上述兩種人的認知不同。對上述的兩種人而言，人的遺體不是為了未來宗教上復活的需要而存在，就是為了個人盡孝道的需要而存在。無論他們為的是什麼，在他們的心目中，這樣的遺體或多或少都還具有某種存在的價值。可是，對科學認知而言，這樣的遺體不再具有任何的價值[17]。從實用的觀點來看，這樣的遺體其實是人類使用過後不再有用的殘留物。換句話說，也就是廢棄物。

　　既然是廢棄物，那麼還有進一步處理的必要嗎？本來，如果按照人類實用的作法，對於所謂的廢棄物實在沒有進一步處理的必要，頂多就是把它當成垃圾處理。可是，由於這樣的遺體和一般的廢棄物不同，它不是人類用過就沒有用的廢棄物，而是和人類有關係的廢棄物。就它曾經具有人類身分而言，這樣的廢棄物就不能只是簡單地把它看成是廢棄物，而要給予不同的處理。如果沒有這樣做，那麼對人類的存在就會帶來負面的影響，使得人類彼此之間的情感關係不再那麼緊密。所以，為了維繫人類之間的情感關係，在遺體的對待上就不能把遺體只看成是無用的廢棄物，而要把它看成是和我們曾經有過密切關係的存在[18]。

　　基於這樣的認知，我們在遺體的對待上就不能不有與時俱進的作法。當時代在進步時，我們在遺體的對待上也必須隨之進步。如果我們沒有隨之進步，仍然使用過去的方式來對待亡者的遺體，那麼這樣的對待方式就會被認為落伍，沒有符合時代對於品質的要求，自然也就無法保有時代的尊嚴[19]。因此，在遺體的處理上我們必須配合時代的腳步，看時代怎麼進

---

[17]楊足儀：《死亡哲學十二講》（江西南昌：江西人民出版社，2015 年 9 月），頁 135。

[18]尉遲淦：〈由生死議題談喪葬關懷〉，《國際道教 2018 生命關懷與臨終助禱學術論壇論文集》（高雄市：中華太乙淨土道教會，2018 年 10 月），頁 162。

[19]不同時代對殯葬處理會有不同的要求，如果我們在處理時能夠滿足那個時代的要

步，我們在遺體的處理上就必須怎麼進步，而不能不理會時代的進步。否則，在沒有配合時代腳步的情況下，不但要被批評這樣的對待方式有問題，還要被批評這樣的對待方式是沒有尊嚴的。

從這一點來看，我們就會發現有關遺體處理的作為是會隨著時代的進步而逐漸進步。以下，我們試著舉一個例子加以說明[20]。過去，由於受到對於亡者死後存在狀態認知的影響，把亡者當成鬼來看，因此在亡者遺體的對待上就不能以正常的方式對待，而只能以非常的禁忌加以對待。如此一來，在遺體的淨身上就不敢直接碰觸遺體，而只能象徵性地加以處理。也就是說，在遺體的淨身上就由殯葬業者象徵性地用毛巾揮兩三下，表示已經淨過身了。至於家屬就遠遠地躲在旁邊，對亡者的遺體全然不敢碰觸。對他們而言，如果任意碰觸，那麼可能就會被死亡的不幸纏上。所以，為了避免這樣的惡果出現，最好的作法就是避免碰觸遺體。

到了後來，隨著時代的變遷，也隨著觀念的轉變，一般人不再把亡者看成是鬼，而把亡者看成是家屬的親人。在這種新的認知下，亡者的遺體不再是禁忌的存在，而變成商業的存在。對殯葬業者而言，在淨身的服務上就不能只是象徵性地淨一淨，而必須實質地淨一淨。如果沒有這樣做，那麼一般人就會認為這樣的服務沒有品質，自然服務也就不會好。因此，在提供更好服務品質的要求下，也為了讓消費者更加滿意，殯葬業者在提供淨身的服務時就開始思考如何改善的作為？對他們而言，除了在淨身上從一條毛巾擦到底，逐漸轉換成兩條毛巾，甚至於三條毛巾，目的都在於提高服務的品質，使得消費者產生更高的滿意度以外，還進一步從味道上

求，那麼這樣的殯葬處理就會被認為實現了那個時代的尊嚴，否則這樣的處理就會被詬病，認為沒有滿足那個時代的尊嚴。例如今天我們在做殯葬處理時，如果還是拿著過去那個年代的處理方式，把亡者看成是鬼，用很粗糙的物品來送亡者，那麼這種送的方式就會被認為沒有品質，自然也就不會被認為送得有尊嚴。

[20]在此我們只舉出遺體淨身的部分，至於其他的部分，如遺體美容、遺體防腐、遺體修補等等，我們就存而不論了。如果未來有機會，那麼到時我們再做進一步的補充討論。

做改進，不只是用清水清洗，還進一步加上植物的香味，甚至是植物提煉而成的精油。

不僅如此，為了達到更好的淨身效果，有的殯葬公司還引進禮體淨身的作法，把亡者看成是 VIP 的貴客[21]。對他們而言，把亡者當成是貴客的好處就是可以提高服務的品質，也可以讓家屬覺得亡者經過這樣的服務以後獲得了更高的尊嚴。因此，在作為上他們就不再像過去那樣只是用毛巾的擦拭來表示服務的品質，而進一步提供沐浴的作為，讓亡者享受 SPA 的樂趣，並進一步透過精油按摩的服務，使亡者得到貴客的待遇，讓家屬覺得備感尊榮。這麼一來，有關遺體對待的方式就可以跟得上時代的腳步，不但能夠滿足時代對於品質的要求，也能滿足現代人對於尊嚴的要求[22]。

第三節　遺體處理的一般作為所產生的問題

從上述探討的結果來看，在遺體的對待上我們似乎已經達到時代的要求。因為，它的所作所為都是根據日常生活的要求而來。只要日常生活有了 SPA 的尊榮享受，那麼我們在遺體淨身上一樣就比照辦理出現相似的禮體淨身作為。可是，這樣的作為真的就足以圓滿消費者的需求嗎？對於這個問題，我們不能只從時代的要求來回答，而必須回到消費者本身的需求來回答。因為，如果只從時代的需求來回答，那麼我們的答案自然是肯定的。對於超越時代的作為，在受限於時代作為的限制下，說真的，我們根本就沒有能力提供。因此，我們即使不想滿足於時代的要求也不可能。

---

[21] 薛惠娟：《「遺體 SPA」對喪親家屬的意義及其影響之研究》（嘉義：南華大學生死學系碩士論文，2014 年 5 月），頁 25。

[22] 尉遲淦：〈殯葬創新的過去、現在與未來〉，《2017 年殯葬改革與創新論壇暨學術研討會論文集》（新北市：揚智文化事業股份有限公司，2018 年 5 月），頁 7-8。

　　既然如此，那麼這是否表示我們只能做時代所能做的事情，而不能做時代所不能做的事情？如果真是這樣，那麼我們的所作所為都只能跟著時代的腳步走。但是，這是否是實情呢？對殯葬而言，難道它的所作所為都必須受限於時代，只能跟在時代的背後，而沒有超前的可能？為了如實回答這個問題，我們可以從消費者的需求來看[23]。因為，對消費者而言，他們的需求不是只有時代的要求而已。在時代的要求之外，他們會有更多的需求出現。之所以如此，是因為時代的要求永遠都只是實現消費者需求的一部分，不可能完全實現消費者的需求。在需求無法完全滿足的情況下，時代的作為才有不斷進步的可能。

　　那麼，對消費者而言，目前時代的作為是否就足以滿足他們的需求呢？在回答這個問題之前，我們需要進一步瞭解目前的淨身作為。表面看來，這樣的作為在前面已經敘述得很清楚。實際上，真的是這樣子嗎？難道對於遺體的淨身就只是沐浴與精油按摩的運用，在沐浴和精油按摩的運用以外就沒有其他的作為？如果真是這樣，那麼這樣所達成的滿意度其實就只是一種旁觀者的滿意度。對消費者本身而言，這樣的滿意度並沒有真正滿足他們的需求。因為，對他們而言，他們不是單純的旁觀者，而是與亡者有關的家屬。這時，單純的旁觀對他們的悲傷情緒起不了療傷止痛作用。如果我們不想這樣，希望淨身的作為確實對他們可以起到療傷止痛的作用，那麼就必須排除這種旁觀的作法[24]。

　　對於這樣的要求，有許多的殯葬公司已經深深地感受到。所以，當他們在提供禮體 SPA 的服務時就想到這一點，認為家屬的參與是很重要的。為了達成這一個目的，他們在提供服務時並沒有像過去那樣讓家屬只是當作一個純粹的旁觀者，而是要求家屬參與。例如在為亡者淨身時，除了要

[23]尉遲淦：〈殯葬創新的過去、現在與未來〉，《2017 年殯葬改革與創新論壇暨學術研討會論文集》（新北市：揚智文化事業股份有限公司，2018 年 5 月），頁 13-15。
[24]薛惠娟：《「遺體 SPA」對喪親家屬的意義及其影響之研究》（嘉義：南華大學生死學系碩士論文，2014 年 5 月），頁 58。

求為亡者服務的禮體師要服裝整齊高雅、動作溫柔、輕聲細語外,還要禮體師設法引導家屬參與。在家屬參與時,為了避免家屬受到禁忌影響而心生抗拒,禮體師會告訴家屬這是生者為亡者做最後一次的沐浴,正如亡者在生者小的時候為生者所作沐浴那樣,讓生者心生回饋的念頭[25]。經由這樣的引導,一般來說,家屬都會配合禮體師的要求親身為亡者沐浴。

但是,由於這樣的禮體 SPA 是一件高收費的服務,如果整個沐浴過程都是由家屬負責,那麼對家屬而言他們就會覺得禮體師什麼都沒有做,憑什麼要收那麼高的費用。因此,在引導家屬時就只能讓家屬做某種程度的參與,而不能全部交由家屬去做。那麼,在家屬參與時要如何拿捏家屬參與的程度?對此,禮體師考慮家屬參與完整性的象徵。對禮體師而言,要家屬參與如果沒有完整性,那麼這樣的參與就比較不容易產生效果。為了讓效果可以順利出現,那麼在家屬參與時就必須安排具有整體性象徵的作為。例如在開始服務時不是由禮體師做出最初的動作,而是在禮體師的引導下讓家屬從擦拭亡者的臉開始。最後,當整個服務完成時不是由禮體師做最後結束的動作,而是由家屬為亡者穿襪子作為整個淨身的結尾。如此一來,家屬的參與就是從頭到尾,彷彿是由家屬完成亡者本身的淨身作為。

此外,為了表示家屬的作為都是符合傳統禮俗的要求,禮體師在提供禮體服務時也會舉行乞水儀式[26]。那麼,為什麼他們要配合傳統禮俗的要求舉行乞水儀式呢?這是因為如果他們沒有配合這一個儀式,只是單純地用清水來為亡者淨身,那麼這樣淨身的結果就很難產生傳統禮俗所要的效果,也就是恢復亡者人格清白的效果。之所以如此,是因為普通的清水雖然有潔淨身體的效果,但是卻沒有恢復亡者人格清白的效果。如果我們真的要達成這樣的效果,那麼所使用的水自然就不能是清水。

---

[25]薛惠娟:《「遺體 SPA」對喪親家屬的意義及其影響之研究》(嘉義:南華大學生死學系碩士論文,2014 年 5 月),頁 9。

[26]徐福全:《台灣民間傳統喪葬儀節研究》(台北市:徐福全,1999 年 3 月),頁 133-139。

如果所使用的水不能是清水，那麼這樣的水必須是什麼樣的水？就我們所知，這樣的水就必須具備能夠洗刷人格不清白的功能。可是，在大自然當中我們無論如何也找不到這樣的水。於是，為了找尋這樣的水，我們只能從超自然當中去尋找。也就是說，我們只能從神明當中去尋找。那麼，在神明當中有哪一些神明是和水有關？就傳統的理解來看，這些和水有關的神明可以簡單稱之為水神。無論這樣的水神是在那裡，如河裡或井裡，只要這樣的水是流動的而不是死的，那麼這樣的水都具有淨化的功能[27]。由此，經過這樣的水的作用，亡者的身體不僅可以得到潔淨的效果，亡者的人格也可以在神水的作用下恢復清白。

對禮體師而言，經過家屬的親身參與，再加上利用神水為亡者淨身，家屬有關的悲傷情緒就可以獲得緩解。表面看來，我們對於這樣的結論似乎沒有存疑的必要。因為，根據一般禮體師的經驗，通常家屬在經過這樣的過程幾乎都會出現一些緩解傷痛的表現[28]。例如本來傷心難過的表情，在經過這樣參與的過程，利用神水為亡者淨身，他們最後都會留露出一種欣慰的表情，彷彿這樣的參與讓他們的悲傷情緒得到很大的解放。既然是這樣，我們當然就應該肯定這些作為的悲傷輔導效果。可是，只有這樣子的作為就夠了嗎？

那麼，我們為什麼會出現這樣的質疑？當然，這樣質疑的提出不是故意而為的，而是因為這樣的質疑有它的理由？那麼，這裡的理由是什麼？從表面來看，親自參與是很重要的一點。如果沒有親自參與，只是單純地旁觀，那麼在缺乏接觸的情況下，家屬的情緒就少了一個宣洩的管道。可是，有了親自參與以後，是否家屬的情緒就可以自然獲得宣洩？其實，也沒有表面看的那麼簡單。因為，參與有兩種：一種是單純參與；一種是真心參與。如果只是單純參與，那麼在肢體的參與下不見得就可以產生宣洩

---

[27] 楊炯山：《喪葬禮儀》（台灣新竹：竹林書局，1998年3月），頁27。
[28] 薛惠娟：《「遺體SPA」對喪親家屬的意義及其影響之研究》（嘉義：南華大學生死學系碩士論文，2014年5月），頁53。

情緒的效果。如果真要產生宣洩情緒的效果，那麼就必須進入真心參與的狀態。關於這一點，我們在下一節再做更詳盡的說明。

除了上述的質疑以外，我們還有另外一個質疑，就是對於乞水儀式的質疑。那麼，我們為什麼要提出這樣的質疑呢？這是因為從我們所受的科學教育來看，這樣的水不就是自來水，而自來水只是一種大自然當中的水，無論它怎麼變化，都不可能產生淨化亡者人格的功效。既然如此，那麼我們為什麼還要相信這樣的說法？在不相信這種說法的情況下，它所欲達成淨化人格的效用就不可能存在，自然也就不能產生應有的悲傷輔導的效果。如果我們不想這樣，希望這樣的水能夠產生悲傷輔導的效果，那麼在乞水的儀式上我們該有什麼樣的改變？經由這樣的改變，才能產生傳統乞水儀式希望達成的效果。對於這個問題，我們一併在下一節回答。

綜合上述所言，我們發現現有的禮體服務雖然提升了我們在遺體對待上的品質，也的確讓家屬與亡者獲得了現代社會所要求的尊嚴，但是這樣的品質和尊嚴是否就是我們所要的一切？實際上，就我們所知，經過禮體服務的過程之後，家屬的悲傷確實得到了某種程度的緩解。可是，只有這樣的緩解到底夠不夠？如果夠了，那麼我們就不需要再提供更多的服務。如果不夠，那麼我們就必須設法進一步調整我們的服務，讓我們的服務可以圓滿解決他們的要求。因此，在服務還沒有圓滿以前、我們有必要進一步檢討這樣的服務應當如何調整才夠？

第四節　遺體處理應有的作為

根據上述的服務作為，我們發現從形式角度來看，這些作為已經臻於極致。我們之所以下這樣的判斷，是因為相對過去的服務而言。就過去的服務來看，禮體服務只是一種象徵的作為，根本就沒有落實這些作為的具

體動作。不過，隨著時代的進步以及殯葬的改革，當我們在服務亡者的遺
體時，我們不只從服務人員本身著手，要求服務人員的服裝儀容要符合這
個時代的要求，甚至於還要表現出高貴的質感，還進一步要求服務人員的
動作與言談舉止要溫柔貼心，符合人性的需求。在服務的過程中，還設法
把家屬引領進來，不要讓家屬只是成為旁觀的角色，而要他們成為為亡者
淨身的參與者。此外，在服務氣氛的塑造上，他們也想方設法讓這樣的氣
氛變得感人。從上述的這些作為來看，有關禮體的服務在形式上該考慮的
他們都考慮到了。既然如此，那麼我們在形式上怎能不下臻於極致的判
斷？

　　可是，在形式上的臻於極致，是否表示這樣的服務就都沒有改進的可
能？如果真是這樣，那麼我們在上述所做的反省頂多只能算是形式上的反
省，並沒有實質的意義。如果我們認為上述的反省不只是形式上的反省，
它確實具有實質的意義，那麼在這裡我們就必須提出相關改善的建議。倘
若我們做不到這一點，那麼就沒有資格提出上述的批評。因此，要證明我
們上述的批評的確是有道理的，就必須提出相應的改善之道，使得我們的
禮體服務真的可以更上一層樓，為消費者提供更好的悲傷輔導作為。

　　那麼，我們要怎麼做才能將上述作為從形式意義轉向實質意義？關於
這一點，我們先要回到這些作為本身，瞭解這些作為的真正目的。從表面
來看，今天在禮體服務上會有這麼完整的考量，就是基於服務的需要。如
果消費者沒有辦法提供相應的價碼，那麼殯葬業者就很難提供相應的服
務。所以，站在商業的角度上，所有的服務提供都和利益交換有關。只要
家屬願意付出更多的錢，那麼禮體師就能提供更多的服務。可是，這樣的
服務是有限度的。當服務已經達到這個時代的頂峰，那麼要進一步改善這
樣的服務就不可能。因為，它所能提供的服務已經臻於這個時代的極致。
如果他們不想停留在這裡，想要對這樣的服務做更進一步的改善，那麼他

們就必須進行後設的反省，從量的層面進入質的層面[29]。

為了做到這一點，我們不能只停留在形式的層面，而要問這樣的服務內容到底具備何種意義？就現有的服務而言，我們通常都不會問這樣的服務內容具有何種意義，而會直接了當地認為這樣的服務就是適合消費者的需要。那麼，他們為什麼會有這樣的認定。這是因為他們認為消費者對於這些服務一點都不專業，自然也就沒有能力要求。站在專業的立場上，我們理所當然地必須按照我們的專業幫忙設計一套服務的內容來服務消費者。理論上來講。這樣的設想似乎也沒有錯。可是，我們就忘了一點，就是消費者的需求每一個人都不一樣，我們憑什麼自以為是地為他們設計？基於這樣的考量，我們在服務的時候就不能採取自以為是的想法，而必須透過溝通的方式與消費者協商。

當我們這樣做的時候，專業的作用就不再是單純地設計一套服務的內容來服務消費者，而是藉著瞭解消費者的需求來專業地服務消費者。也就是說，我們在與消費者溝通的過程中，要先讓消費者清楚知道這樣服務的目的是什麼，而不是只是想當然耳地去服務他們。當我們在解說時，如果消費者認為他們所需要的不是我們所提供的，這時我們就必須根據他們的需要重新調整，調整出一套適合他們需要的服務內容[30]。以下，我們舉一個例子說明。

根據上述所說，我們一般都會先設計一套既定的服務內容讓家屬有所遵循。可是，這樣做的結果，這些事先設計出來的服務內容不見得就符合家屬的需要。如果勉強使用，這樣使用的結果就會讓整個服務的效果變得好像是禮體師本身的禮體服務，而不是亡者與家屬的禮體服務。如果要達到這個目的，那麼在服務之前就必須透過溝通的方式找出亡者與家屬的需

---

[29] 在此，所謂量的層面指的是各種禮體服務的作為，無論是動作、用品、設備、氣氛的塑造等等，而質的層面指的則是意義層面的作為，如與亡者人格清白有關的回復設計、乞水儀式過程中的心靈相通設計等等。
[30] 鄭志明 尉遲淦：《殯葬倫理與宗教》（新北市：國立空中大學，2010 年 8 月），頁 105。

求。唯有如此，所設計出來的服務內容才能符合亡者與家屬的需求。否則。在服務內容不對的情況下，我們實在很難說這樣的服務是合適的服務。

　　例如亡者是一個傾向傳統的人，那麼在服務內容的設計上我們就不能以禮體師或家屬的想法為主。如果我們以禮體師的想法為主。雖然這樣服務的內容可以設計得很專業。但是無論它是多麼地專業，這樣的服務內容反映出來的只是禮體師本身的需求，而不是亡者本身的需求。同樣地，如果我們以家屬的想法為主，那麼這樣所設計出來的服務內容就會變成滿足家屬需求的內容，而不是滿足亡者需求的服務內容。所以。無論我們根據的是禮體師的需求還是家屬的需求，他們所提供的需求滿足都不是亡者本身的需求。既然不是亡者本身的需求，那麼這樣的需求滿足就沒有意義。如果要有意義，那麼就必須等到禮體師死了或家屬死了，這樣的服務內容才能產生它應有的意義。

　　在確立服務內容設計的主角應當是誰以後，我們進一步探討這樣的需求要怎麼滿足的問題？對亡者而言，他的身分是一個傾向傳統的人。既然是傾向傳統的人，那麼在淨身的作為上就應該根據傳統的規定，可是，在這裡，這樣的反應不一定是對的。因為，亡者生前對於這樣的傳統並沒有概念，也不瞭解這樣的傳統為什麼在服務上要這樣設計？所以，為了避免無知情形的發生，在服務內容的設計上我們就必須讓亡者瞭解這樣設計的緣由，以及這樣設計是為瞭解決什麼樣的問題。此外，我們當然也要讓家屬瞭解這樣設計的意義以及所要解決的問題。在經過與家屬溝通和回想亡者生前可能的需求之後，我們就能根據這樣的需求設計出滿足亡者本身需要的服務內容。

　　例如在淨身時為什麼要用乞水儀式所乞得的水？這是因為只有透過乞水儀式所乞得的水才能對亡者的人格產生淨化的效果。如果沒有讓亡者的人格獲得淨化，那麼亡者可能就會失去回去面見祖先的機會。之所以如此，是因為傳統的認知就是家庭認知。對他們而言，身為家庭的一分子，

不是只有活著的時候才是。即使是死亡來臨，這樣的家庭關係還是不會改變。經由這樣的關係，亡者在生時是家裡的人間主人，死後就變成天上的主人，也就是所謂的祖先。如果他沒有辦法獲得祖先的接納變成祖先，那麼他死後就會變成孤魂野鬼。對一個認同傳統的人，他是很需要這樣的死後歸宿。因此，為了達成這樣的目的，我們在禮體服務時自然就要考慮使用乞水儀式的水來淨化他的人格。

可是，要讓這樣的淨化產生真實的效用，那麼我們就不能按照目前的乞水儀式的作法來做，而要做進一步的調整。因為，就目前的作法來看，主要的操作人員不是禮體師就是宗教的法師。雖然在這裡，有關擲筊的動作是由家屬來做，彷彿這樣的水是由家屬乞得。然而，這個過程是不完整的，也不能反映家屬最真摯的心。所以，為了反映家屬最真摯的心，所謂孝心感動天，我們必須以家屬為主導，禮體師和法師只是協助指導，提供專業的解說與建議，讓家屬清楚要怎麼做才能乞得誠心誠意的水？當家屬這樣做的時候，那麼在他們的孝心感應下，他們就不再只是單獨在乞水，而是與亡者和水神三位一體地在乞水。這時，所乞得的水自然會有淨化的效果。因為，這些水是三位一體心意相通的水[31]。

在經過上述相關服務內容的操作，我們會發現原先只是傳統規定的形式內容不再只是形式，它開始有了實質的意義。當這個實質的意義出現時，我們就會發現這樣的執行內容不只是為了對社會或傳統做交代，更是為瞭解決亡者本身的問題。如果亡者根本就沒有回歸祖先處所的打算，那麼就算上述的設計再專業、再精緻，這樣的專業與精緻也無助於問題的解決。所以，對禮體師而言，要如何找到禮體服務時要解決的問題是很重要

---

[31] 在此，我們之所以會這麼說，是因為家屬在乞水時，他們不是為了配合傳統的需求而乞，也不是為了自己而乞，而是為了讓亡者的人格得以恢復清白而乞。這時，如果在乞的時候，水神不知家屬為何要乞，也不知亡者有此需求，那麼在三者心意不通的情況下，要讓這樣乞得的水可以產生效用，其實是不可能的。所以，如果要讓這樣乞得的水可以有作用，那麼在乞水的時候就一定要三者心意相通才可以。對於這種心意相通的狀態，我們稱之為三位一體。

的。只有在找到這樣的問題之後，我們才能設計出相應的服務內容，也才能透過相應的執行作為產生相應的結果。對我們而言，當禮體服務可以做到這一步時，這樣的服務才夠格說是圓滿生死的服務。

第二章

丙級術科洗穿化技能

張文玉

前　言
第一節　洗身、穿衣技能
第二節　化妝技能

前　言

　　喪禮服務丙級技術士技能養成，對於想要從事殯葬工作的人員，是一項重要的技能訓練，對於未來在從業中，加強遺體處理時洗身、穿衣、化妝的基礎概念訓練。

　　基本的操作技能應注意事項：

　　第一部分在洗身、穿衣須注意之重點：(1)對亡者該有的尊重，確實做到保護大體的隱蔽性，不讓大體裸露隱私。(2)遺體在洗身階段，學習瞭解如何確實注意到清潔衛生的操作順序，以防止穢物交互汙染。(3)穿衣時，學習如何運用適當的技巧，能順利的將壽衣穿上。

　　第二部分化粧技巧須注意之重點：(1)化妝以性別區分色系，男、女膚質的狀況為整體化妝的重點。(2)丙級證照化妝色系區分，男性以咖啡色系，女性以粉紅色系等作為區分。(3)上粉底時須注意髮際線之間不要有色差，粉底上妝時應接近亡者本身之膚色，不要有色塊不均的現象。(4)化妝時須用適當的用具，（例如：化妝海綿用在上粉底、粉撲用在蜜粉定妝、化眉毛須用眉刷、化口紅須用唇筆……等等）。

　　在課程實務中不只是著重在技能的培訓，更多的是正確觀念的釐清，在未來從業中，對於往生者的服務應有「視死猶親」的同理心，從心裡層面對亡者的尊重做起，建立正確的學習態度，養成將來在從業時對於服務倫理的重視，此是奠定技能培養的主旨與範疇。

第一節　洗身、穿衣技能

一、洗身、穿衣技能操作，應檢人員應注意事項

1. 應檢人應當戴口罩（遮住口、鼻），穿著隔離衣、戴手套、腳套、帽子。
2. 準備用淨身水。
3. 用大毛巾遮住胸部及生殖器以維護亡者尊嚴。
4. 檢視推床或停屍抬，固定輪子，確認遺體停放安全性。
5. 服務前，先向亡者鞠躬致意，說出：「您好！現在正準備為您進行洗身、穿衣、化妝服務，希望您能夠滿意！」
6. 檢視遺體隨身物品及遺體狀況，並更換手套。
7. 應檢人應觀察遺體特徵及收妥財物飾品。
8. 正確、詳實填寫遺體資料卡〈各欄內容請參考遺體資料表範例填寫〉。

凡有錯誤（含簡體字、錯別字、漏字、多寫），本項目扣 10 分。

9. 遺體正面仰臥，以擦拭方式進行洗身，不需翻身擦拭背部。
10. 用衛生紙清潔生殖器與肛門（由生殖器往肛門方向擦拭），加強局部清潔並注意擦拭方向。
11. 移除遺體尿布。
12. 用毛巾擦拭臀部前，為避免排泄物污染盆水，需再更換另一雙手套。
13. 用毛巾擦拭臀部（由生殖器往肛門方向擦拭）。
14. 用毛巾擦拭臉部前，為避免殘餘排泄物污染盆水，需再更換另一

雙手套。

15.用毛巾擦拭臉部、頸部、耳朵。

16.用毛巾擦拭軀幹及上肢。

17.用毛巾擦拭下肢。

18.注意感染性廢棄物的丟棄與放置。

19.擦拭遺體必須使用濕毛巾,使用過之毛巾不可重複擦拭。

20.應檢人於工作過程中應用毛巾覆蓋胸部及下體以維護亡者尊嚴。

21.應檢人應依據評分表規定,將遺體依序穿著褲子。

22.依序穿著上衣。

23.將扣上衣服鈕子,擺整妥當。

24.動作熟練順暢、溫柔輕巧。

25.於工作過程中應給亡者適當支托。

26.穿衣技能部分於測試時間內未完成者,每一項目各扣20分。穿衣技能之1~3項,未依順序執行另扣10分。

二、操作順序、注意事項及穿衣圖解

(一)操作順序、注意事項

項目順序	操作標準	注意事項
1.符合規定穿著①隔離衣→②戴手套→③口罩→④帽子→⑤腳套。	隔離衣:背部必須緊密後再打結。 戴手套:不可破洞。 口罩:必要遮掩口、鼻。 帽子:頭髮不可外露。 腳套:包覆鞋子。	1.隔離衣:背部未緊密,尤其打結之處易鬆動。 2.戴手套:破洞必須更換。 3.口罩:確實遮掩口,鼻。 4.帽子:頭髮勿外露。尤其是蓄長髮應注意完全包覆。 5.腳套:將鞋子包覆完全。
2.蓋大浴巾	確實覆蓋整個假人模特兒。	模特兒由頸部至腳部確實覆蓋,三點隱私不可外漏。
3.檢視推床,固定推床輪子。	確實將推床輪子踩下固定。	推床需定位穩定不能搖晃。

4.鞠躬、說敬語	應檢人向模特兒鞠躬說敬語。	敬語:「您好!現在正準備為您進行洗身、穿衣、化妝服務,希望您能夠滿意!」
5.檢視遺體	以手輕壓檢視頭部→軀幹、手臂→下肢	請勿僅用觀看或拍打,須確實觸摸檢查。檢視時注意遮蔽隱私部位,不可因動作過大而外露。
6.更換手套 (第一次)	更換一雙乾淨的手套	為防止汙染,接觸遺體後,填寫遺體資料卡前,應更換手套。脫下的手套需丟入感染性事業廢棄物垃圾桶。
7.填寫遺體資料卡	填寫說明: 1.檢定編號。 2.建卡日期可填考試當日。 3.亡者隨身物品可填「無」。 4.遺體狀況可填「無缺損完整性遺體」。 5.處理流程為「洗身→穿衣→化妝→入殮」。 6.著衣樣式依抽題情境填「中式男性壽衣」或「中式女性壽衣」。	請以正體字填入資料,未正確填寫(含簡體字,錯別字,漏字,多寫),本項目扣10分。
8.清潔生殖器與肛門	準備三張衛生紙。打開尿布。由生殖器往肛門方向擦拭。	擦拭三次,中間往下、左側恥骨往下、右側恥骨往下。由上往下擦拭,切勿來回擦拭以免汙染。
9.移除遺體尿布	擦拭後,衛生紙包在尿布中,輕托模特兒腳部,捲起尿布從側邊移除。	移除後的尿布丟入感性事業廢棄物垃圾桶。
10.更換手套 (第二次)	更換一雙新手套。	避免手套上的排泄物汙染淨身盆水。脫下的手套丟入感性事業廢棄物垃圾桶。
11.濕毛巾擦拭會陰部(第一條毛巾)	擦拭三次,中間往下、左側恥骨往下、右側恥骨往下。擦好蓋上浴巾。	毛巾美擦拭一次必須換面,切勿來回擦拭,避免汙染。毛巾丟入感性事業廢棄物垃圾桶。
12.更換手套 (第三次)	更換一雙新手套。	1.避免手套上的排泄物汙染淨身盆水。 2.脫下的手套丟入感性事業廢棄物垃圾桶。

13.濕毛巾擦拭臉部、頸部、耳朵（第二條毛巾）	第二條毛巾擰乾。 毛巾折成長條狀。 毛巾放置遺體頭下。 擦拭雙眼。 擦拭耳朵。 擦拭下巴。 擦拭頸部。	每做一個部位的清潔後，毛巾必須做區隔，一條毛巾必須做四個區域分配，同個區域不可重複擦拭。 用過的濕毛巾丟入感性事業廢棄物垃圾桶。
14.濕毛巾擦拭軀幹及上肢（第三條毛巾）	第三條毛巾擰乾。 濕毛巾在大浴巾下擦拭軀幹、手臂及手掌。 軀幹及左、右兩邊的手臂、手掌須確實完成操作。	擦拭時須注意大浴巾緊密覆蓋，確實保護隱私。 毛巾必須做區隔，一條毛巾分成正反兩面，擦拭左半軀幹及右半軀幹。 用過的濕毛巾丟入感性事業廢棄物垃圾桶。
15.濕毛巾擦拭下肢（第四條毛巾）	第四條毛巾擰乾。 濕毛巾在大浴巾下擦拭下肢、腳掌及腳趾。 下肢左、右兩邊須確實完成操作。	擦拭時須注意大浴巾緊密覆蓋，確實保護隱私。 毛巾必須做區隔，一條毛巾分成正反兩面，擦拭左、右兩邊的下肢。
16.善後工作	將剩餘盆水倒掉，臉盆復歸原位。 整理工作檯。	工作檯有水漬，用衛生紙擦拭清潔，以方便後續使用。

(二)穿衣技能

測試項目順序	配分	操作標準	注意事項
1.整理壽衣		確認壽衣款式的性別。 壽衣一件件由外而內打開攤平。 上衣依序由內而外套在手上。 套好後拉整袖口。 脫下套好的壽衣，反摺袖口。 對齊衣領。 套穿褲子，先穿內襯褲，套上青布褲。 脫下後反摺褲管。	檢查壽衣件數，是否正確。 男性 　馬褂→單長袍→夾襖衣→青布衫→內襯衣。 女性（旗袍） 　外衣→旗袍→夾襖衣→青布衫→內襯衣。 女性（鳳仙裝） 　—外衣+裙子→夾襖衣→青布衫→內襯衣。 男、女皆同 　青布褲→內襯褲。

2.依序穿著褲子		掀起浴巾下半部 褲管套入雙腳 褲頭往上拉 拉至腰部 整理褲管	穿著褲子時，請勿只拉褲子正面，臀部的地方也須確實穿著到位，切勿露出臀部。
3.依序穿著上衣		服務人員一隻腳輕踩推車，將衣服下襬置於服務人員的腿上，防止衣服下襬被腳壓到，不利於穿衣。 一手扣住衣領，一手輕托模特兒下肢，將套穿好的上衣從模特兒腳部往上穿。 上衣拉至手掌位置。 服務人員一隻手伸入袖子，另一隻手捉住模特兒手掌，穿入袖子露出手掌，另一手皆同。 雙手扣住衣領，將衣領拉至肩部。 依序扣上內襯衣扣子。 內襯衣扣好扣子後，即可移除大浴巾。 大浴巾丟入感染性事業廢棄物垃圾桶。 依序扣上扣子： 青布衫→夾襖衣→女性旗袍（或男性長袍）→女性外衣（或男性馬褂）。 將衣服整理擺正妥當。 拉正袖口反摺處。	穿衣時，服務人員須適當地支托模特兒，以利穿衣。 不可過度撐起，並且防止模特兒不慎掉落地面，
4.雙手套上手套		手套與手指要確實相符。	
5.穿上襪子、鞋子		確實穿上襪子、鞋子	鞋子左、右腳必須正確辨識。
6.善後工作		整理工作檯 整理地面	地面必須保持乾淨
7.完成		舉手告知監評	

二、洗身、穿衣技能用物-

隔離衣	**手套** M L S
腳套、頭套	**口罩**
毛巾五條	**大毛巾**

遺體資料處理卡

＊請影印發給應檢人填寫

應檢人檢定編號：＿＿20|＿＿

技術士技能檢定喪禮服務職類丙級術科測試洗身、穿衣及化妝技能
遺體資料卡

亡者姓名	○○○		達卡日期	110 年 12 月 1 日
入殮日期	○年○月○日			
家屬姓名	○○○		聯絡電話	0900085000
遺體紀錄				
亡者隨身物品	無			
遺體狀況	無 毛大硬定彈性遲緩變			
遺體處理流程	洗身→穿衣→化妝→入殮			
著衣模式	中式男性壽衣（女式女性壽衣）			

扣分：＿＿＿＿＿

監評人員簽名：

（請勿於測試結束前先行簽名）

辦理單位戳記：

填寫說明：
1. 應檢人檢定編號、達卡日期、亡者隨身物品、遺體狀況、遺體處理流程及著衣樣式等 6
項欄位，請以正體字填入資料。
2. 未正確填寫(含簡體字、錯別字、漏字、空寫)，本項目扣 10 分。

48

	男	女
〔男〕馬褂、〔女〕外衣		
〔男〕單長袍、〔女〕長裙		
夾襖衣		
青布衫		
青布褲		
內襯衣〔貼肉綾〕		
內襯褲		
壽衣一套 上衣五件〔女性四件〕、褲子二件〔女性兩件褲子一件長裙〕，上衣由外而內分別為馬褂〔女性為外衣〕、單長袍、夾襖衣、青布衫、內襯衣〔貼肉綾〕，褲子由外而內則有青布褲、內襯褲〔貼肉綾〕、〔女〕長裙		

1.應檢人進入考場，應先檢查考場內設備與物品是否故障或缺漏，有
　問題，即向監評人員反應。

(1)檢查壽衣。

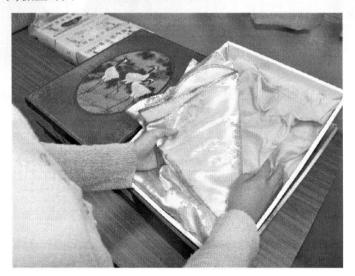

(2)檢查桌上物品（五條毛巾、衛生紙、隔離衣、遺體資料處理卡、
　　頭套、腳套、手套、大毛巾）。

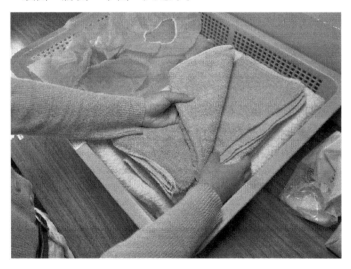

2.檢人應當場戴口罩（遮住口，鼻），穿著隔離衣，戴手套，腳套，
　帽子。

　(1)戴口罩。

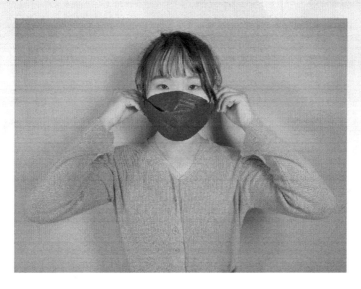

　(2)戴頭套。

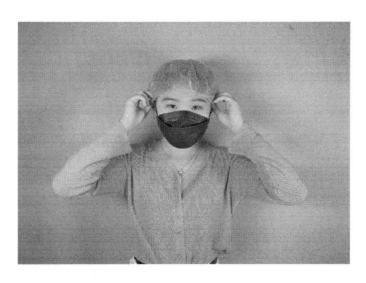

(3)穿隔離衣。

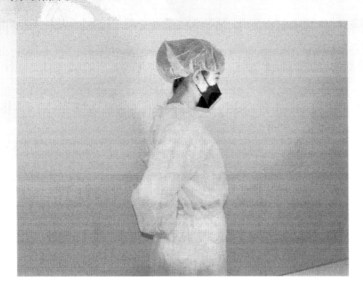

(4)戴腳套。

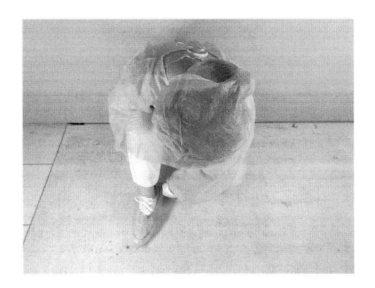

(5)戴手套。

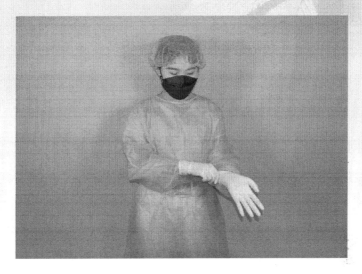

3.準備淨身用水。

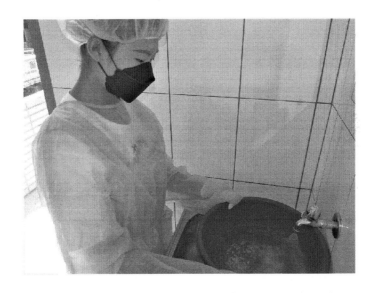

4.用大毛巾遮住胸部及生殖器以維護亡者尊嚴。

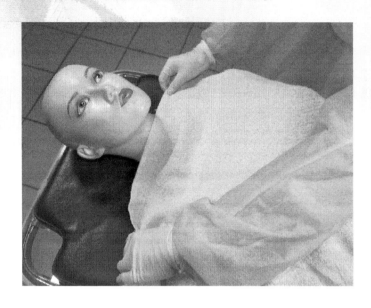

5.檢視推床或停屍抬，固定輪子，確認遺體停放安全性。

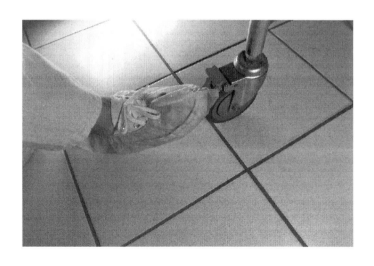

6.服務前，先向亡者鞠躬致意，說出：「您好！現在正準備為您進行
　洗身，穿衣，化妝服務，希望您能夠滿意！」

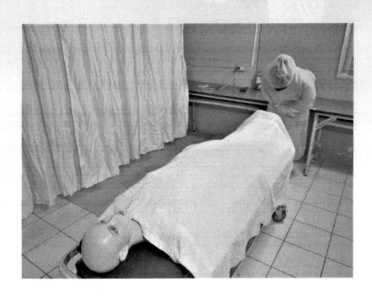

7.檢視遺體隨身物品及遺體狀況。

　(1)檢視頭部。

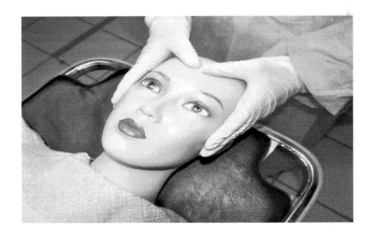

(2)檢視軀幹、手臂。

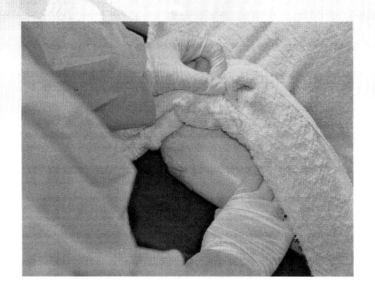

(3)檢視下肢。

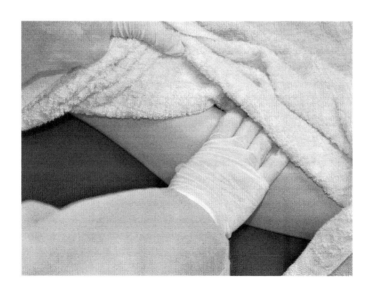

8.更換手套（第一次）。

　(1)脫除手套。

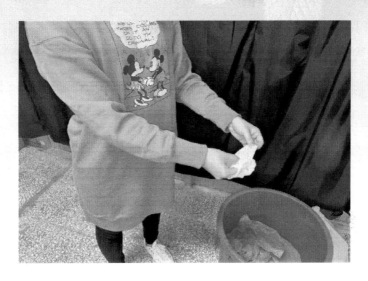

　(2)手套丟入感染性事業廢棄物垃圾桶。

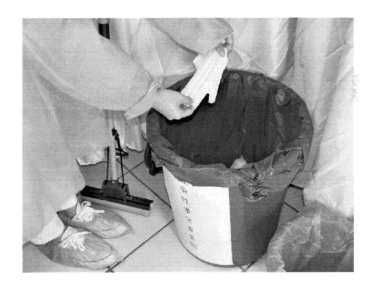

(3)戴上手套。

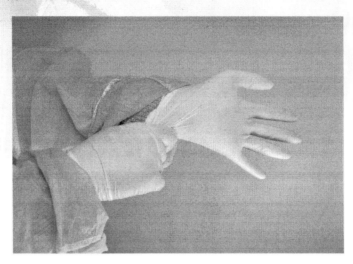

9.正確、詳實填寫遺體資料卡〈各欄內容請參考遺體資料表範例填寫〉。凡有錯誤（含簡體字，錯別字，漏字，多寫），本項目扣 10分。

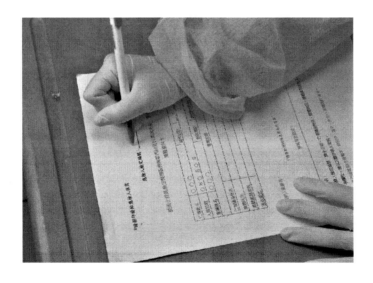

10.用衛生紙清潔生殖器與肛門，加強局部清潔並注意擦拭方向不得
　　重複擦拭。

　(1)抽取三張衛生紙

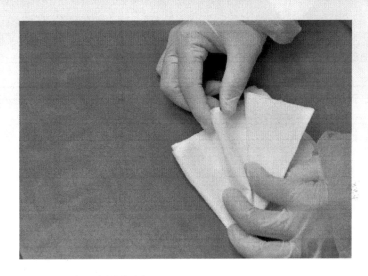

　(2)翻開浴巾，拆開尿布。

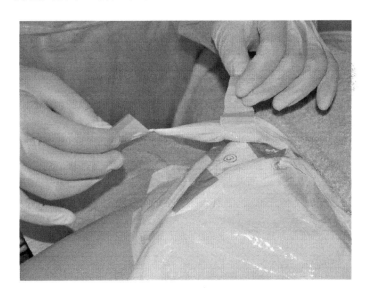

(3)用衛生紙由生殖器方向往肛門擦拭（以 Y 字型恥骨左右各擦拭
　　一次），切勿來回重複擦拭。

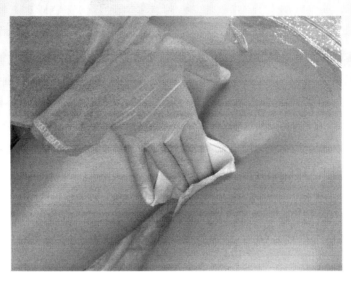

11.移除遺體尿布。

(1)移除尿布（衛生紙包在尿布中，手輕托遺體腳部，將尿布捲起）。

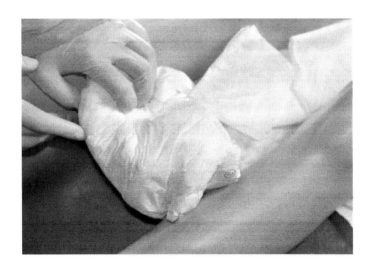

(2)尿布丟入感染性事業廢棄物。

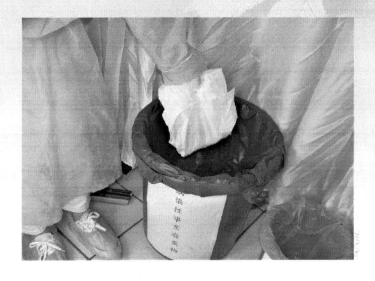

12.更換手套（第二次）。

　(1)脫除手套。

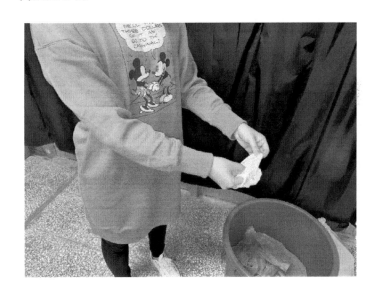

(2)手套丟入感染性事業廢棄物垃圾桶。

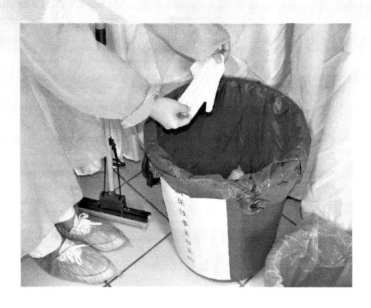

(3)戴上手套。

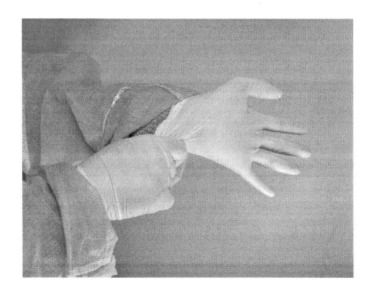

13.用毛巾擦拭臀部（由生殖器往肛門方向擦拭）。

　(1)沾濕第一條毛巾並擰乾。

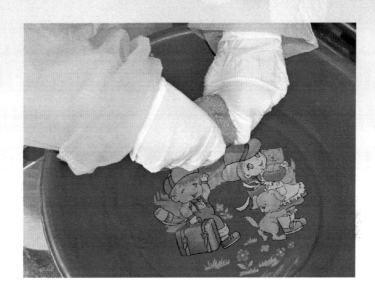

　(2)毛巾由生殖器往肛門方向（Y字型恥骨左右一次）擦拭。

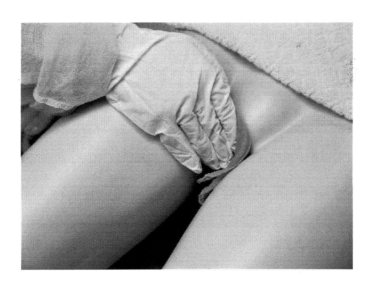

(3)毛巾每擦拭一次必須換面,切勿來回擦拭,以免汙染。

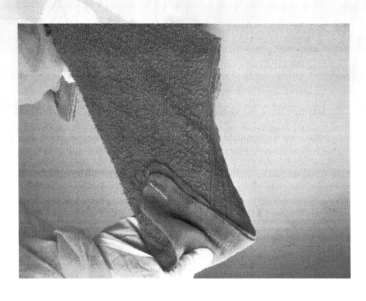

(4)毛巾丟入感染性事業廢棄物垃圾桶。

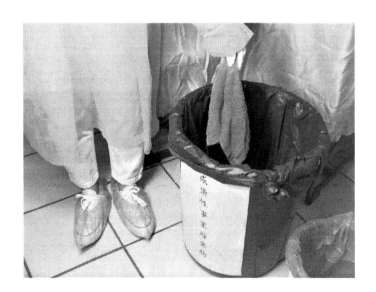

14.更換手套（第三次）。

(1)脫除手套。

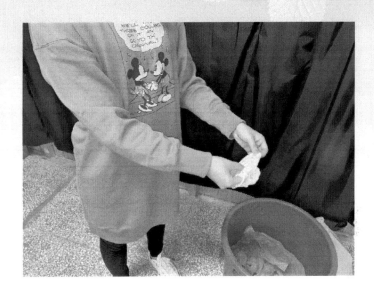

(2)手套丟入感染性事業廢棄物垃圾桶。

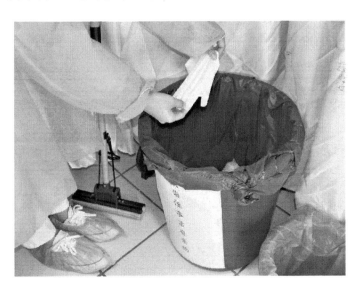

(3)戴上手套。

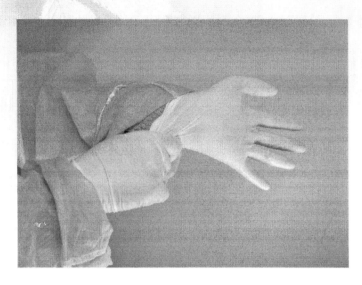

15.用毛巾擦試臉部，頸部，耳朵，擦拭一部位便反摺毛巾兩端。

(1)將第二條毛巾沾濕並擰乾。

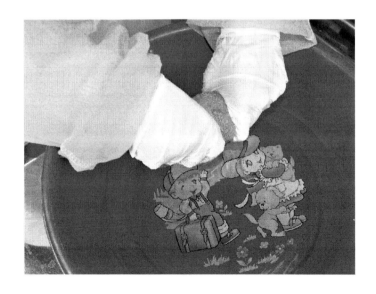

(2)擦拭額頭及雙眼。

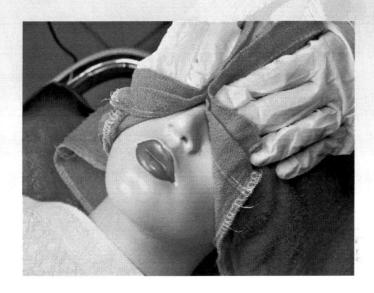

(3)擦拭臉頰及下巴。

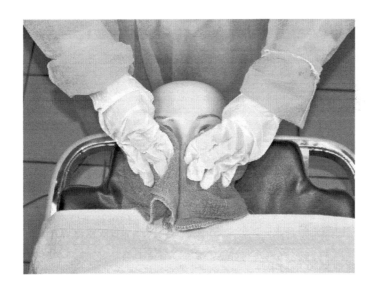

(4)擦拭雙耳。

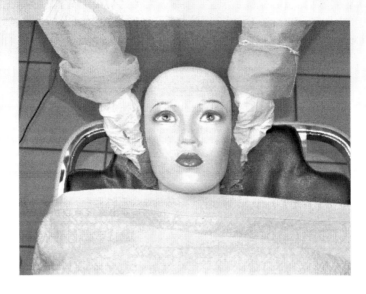

(5)擦拭頸部。

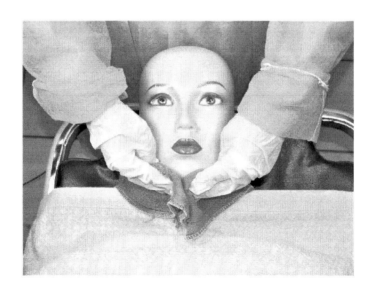

(6)毛巾丟入感染性事業廢棄物垃圾桶。

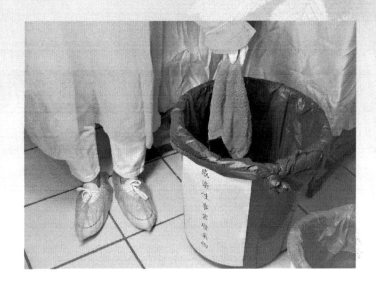

16.用毛巾擦拭軀幹及上肢。

(1)將第三條毛巾沾濕並擰乾。

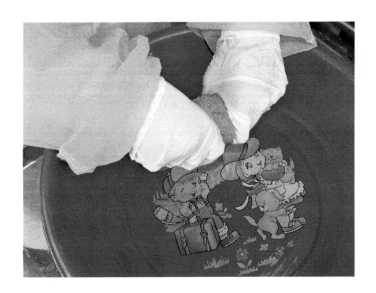

(2)用毛巾擦拭上肢，擦拭軀幹將手伸入大浴巾內。

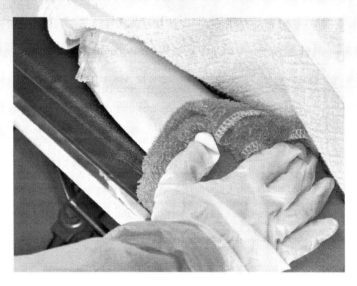

(3)擦拭完後，毛巾丟入感染性事業廢棄物垃圾桶。

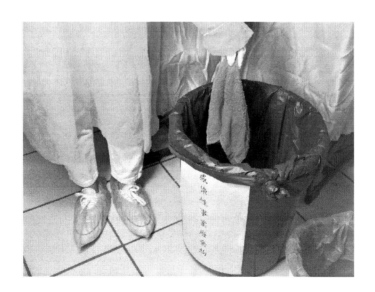

17.用毛巾擦拭下肢。

(1)將第四條毛巾沾濕並擰乾。

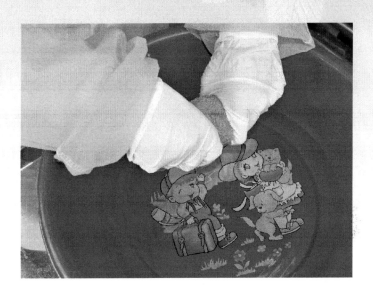

(2)擦拭下肢。

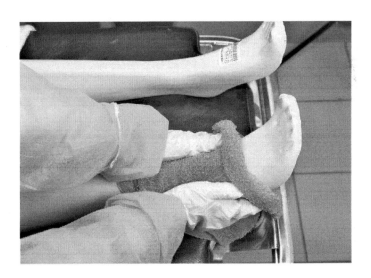

(3)擦拭完後,毛巾丟入感染性事業廢棄物垃圾桶。

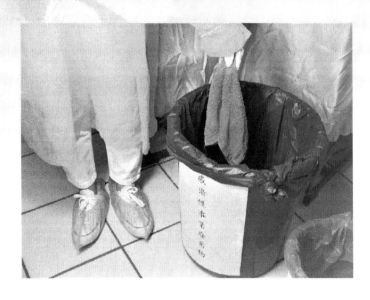

(4)倒掉盆水,將臉盆歸回原位。

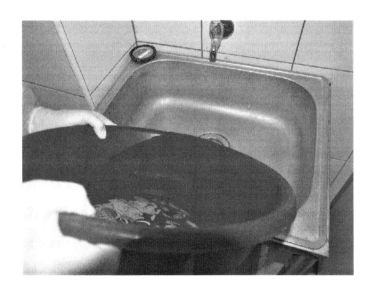

18.應檢人應依據評分表規定，將遺體依序穿著褲子。

(1)將褲子套在雙手並把褲管捲起（貼肉綾→青布褲→長裙）。

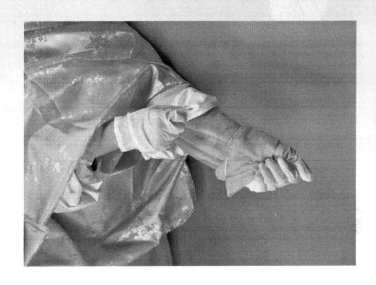

(2)掀起浴巾下半部，將手伸進褲管抓住雙腳套至腰部後再把褲管
　　拉下。

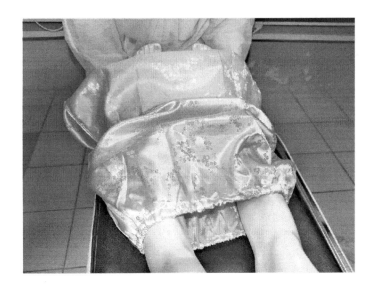

19.依序穿著上衣。

(1)將上衣依序由淺至深（貼肉綾→青布衫→夾襖衣→外衣）套在
手上反摺袖口。

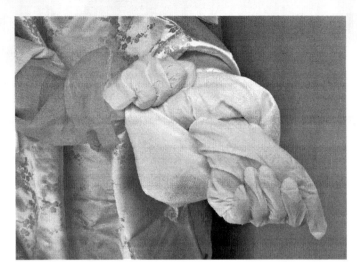

(2)套好後對齊衣領。

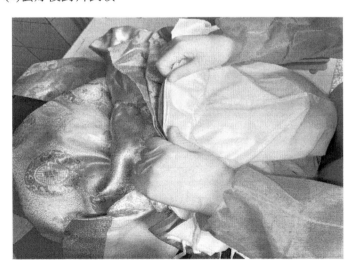

(3)從雙腳部位將衣服拉至手掌。

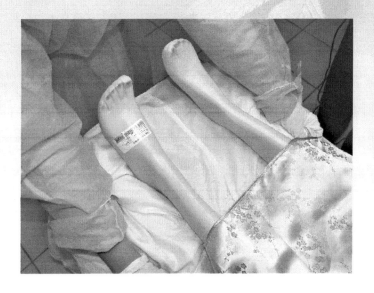

(4)再從袖口裡抓住遺體手掌穿過袖子再將衣服兩邊拉至肩膀。

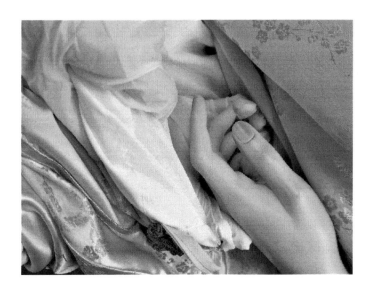

(5)扣上內襯鈕子後，抽出大浴巾。

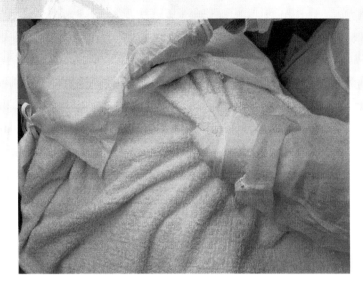

(6)大浴巾丟入感染性事業廢棄物垃圾桶。

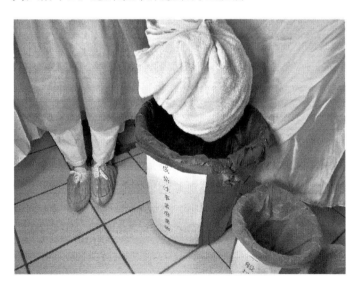

(7)依序扣上其餘壽衣釦子後，整理袖口。

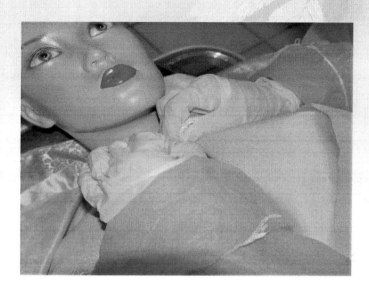

(8)為亡者雙手套上手套。

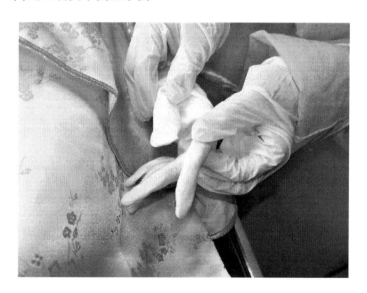

(9)為亡者雙腳套上襪子。

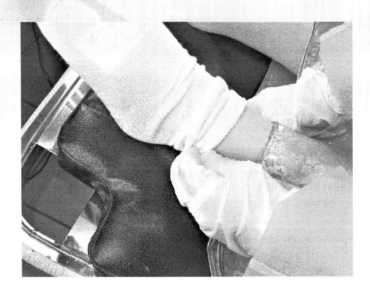

(10)為亡者雙腳穿上鞋子。

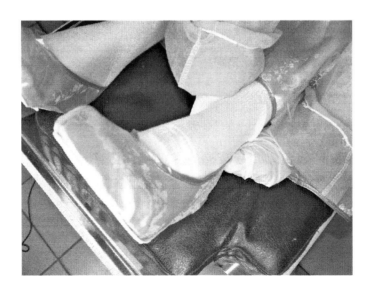

(11)整理地面。

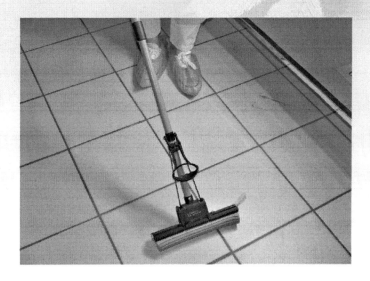

20.整理地面完成後，舉手告知監評人員。

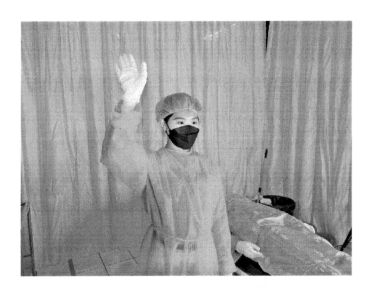

第二節　化妝技能

一、化妝注意事項

1.應檢人自備模特兒（男，女皆可）以素面應檢，一律著長褲。

2.模特兒須年滿 15 歲。

3.模特兒化妝髮帶（無需準備），毛巾應於測試前處理妥當。

4.本項測試自眼，鼻，嘴，耳朵消毒開始，消毒液請用化妝水替代。

5.粉底應配合膚色，厚，薄適中均勻而無分界限。

6.化妝品的取用應以挖勺取出或刮下粉沫使用

7.本項依評分錶所列項目採扣分法計分，應檢時間內一項未完成者除該項扣 4 分外，整體感亦扣 4 分。

8.於規定時間內未完成項目超過兩項以上（含兩項）者，男性遺體化妝技能部分扣 28 分改為於規定時間內未完成項目超過兩項以上（含兩項）者，扣 16 分。

9.應檢人可攜帶具有珠光，亮粉的彩妝組合盤入場應試，但因珠光亮粉易造成炫光感擴散五官輪廓及產生炫彩華麗感，且易與遺體化妝的莊嚴肅穆感　主題不符，所以遺體化妝（模特兒）臉上之彩妝呈現不可使用合珠光，亮粉的化妝品，不符合上述規定者，依據評分錶該細項項目扣 4 分。

10.模特兒如有紋唇，紋眉，紋眼線者不得參加考試。

11.模特兒一律紮妥素色化妝髮帶入場。

12.應檢人應仔細閱讀「應檢人自備工具表」並備妥一切應檢必須用品。

13. 器具物品的使用應避免污染，可使用一次性物品，但注意廢棄物的處理。

14. 無法重複使用之物品應立即丟棄，可重複使用之器具應置入「待消毒物品袋」

15. 工作完畢後隔離衣，手套，口罩，腳套及帽子脫除後丟棄於感染性 廢棄物袋。

16. 應檢完所有物品應歸回原位，妥善收好並恢復測試場地之清潔（必要時擦乾地板）。

17. 模特兒應卸妝才可離場。

測試項目順序	操作標準	注意事項
1. 準備模特兒	模特兒紮好素色髮帶（露出髮際線），躺在床上，待監評人員檢查模特兒後，下達指令開始考試。使用毛巾（第五條）圍在模特兒衣領，以免弄髒衣服。	應檢人與模特兒進場，監評人員檢查模特兒後，應檢人員為模特兒蓋上大毛巾，待監評人員指令開始考試。
2. 準備化妝品	化妝箱（籃）擺在工作檯上工作檯鋪上衛生紙，以防弄髒工作檯。分裝化妝品器具（小碟子或其他可容裝化妝品的器皿）放置於衛生紙上。準備化妝水代替75%的消毒液，將化妝棉浸溼後，放置於器皿中。取出化妝顏料，粉底液（膏、條）、蜜粉、腮紅、眼影、口紅。睫毛膏 眉筆 眼線筆	化妝顏料必須用挖杓挖出分裝於器皿中，做好衛生安全。化妝品須明確標示有效期限。
3. 準備化妝工具	化妝器具：睫毛夾、腮紅刷、眉刷、唇筆、眼影棒、棉花棒、海綿、粉撲。	
4. 化妝品消毒	眉筆、眼線筆須用酒精棉片消毒備用。	使用前與使用後皆須用酒精棉片做消毒。使用過的酒精棉片都入一般性垃圾桶（未接觸遺體）。

5. 遺體消毒(臉部孔洞消毒)	眼→左、右各一張化妝棉。 鼻→一張化妝棉 嘴巴→一張化妝棉。 耳朵→左、右各一張化妝棉。 全臉→左、右臉各一張化妝棉。	使用過的化妝棉丟感染性事業廢棄物垃圾桶。
6-1 上底妝	以海綿輕沾粉底。 粉底均勻點附於臉部,再用海綿以按壓方式,將粉底均勻上妝。	按壓方式上妝避免皮膚受損。 粉底應配合膚色,厚薄適中,不可有色塊堆積,耳朵、脖子、髮際線交界不可有色差。
6-2 定妝	粉撲沾取蜜粉,搓揉粉撲,使蜜粉均勻沾附在粉撲上。 以輕拍方式上蜜粉。	上蜜粉範圍包含:耳朵、脖子、髮際線交界要均勻定妝。
6-3 畫眉毛	以眉筆畫眉毛。 使用眉刷,讓眉色均勻。 兩邊眉毛顏色、形狀需對稱。	用眉刷刷出眉型。
6-4 上眼影	以眼影棒沾取眼影,可在手背將多餘的眼影輕拍,以防止眼影有色塊或顏色過重的情形。	眼影上粧要均勻對稱。 男性與女性的眼影色系不同。
6-5 畫眼線	用海綿輕按上眼瞼,眼線筆沿著睫毛根部畫上眼線。	眼線線條需順型畫出,線條需均勻且兩眼對稱且自然。 切記:請先畫眼線再夾睫毛,才不會阻礙畫眼線的順暢度。
6-6 夾睫毛、刷睫毛	以海綿輕壓上眼瞼,是睫毛輕翹,再以睫毛夾夾睫毛。 睫毛膏刷上睫毛。	夾睫毛動作輕柔,注意不要夾傷模特兒。 刷睫毛膏前須將多餘的睫毛膏去除,以防止睫毛膏過多沾附於睫毛上而造成睫毛糾結再一起。
6-7 上腮紅	腮紅刷沾取腮紅,可先在手背輕拍,以防止上腮紅時有色塊或顏色過重的情形。 刷在臉部兩側的顴骨。	腮紅顏色需柔和,且要兩邊對稱。 男性與女性顏色需做區分。
6-8 塗口紅	先畫出唇型。 以唇筆刷上口紅。 若口紅顏色太亮,以衛生紙輕壓遺體唇部。	唇型上下顏色需柔和對稱。 用色不宜過度,以自然為基本要求。 男性與女性有顏色區分。
7. 服務結束、善後工作		
7-1 推回工作檯	將工作檯推回原位。	
7-2 服務結束後說敬語	向亡者鞠躬,並說:「您好,已為您完成洗身、穿衣、化妝的服務,希望您能夠滿意!」	

7-3 更換手套	以衛生安全考量，為防止手套在化妝過程中，因觸碰遺體而產生汙染，因此建議更換乾淨的手套。	脫下的手套丟感染性事業廢棄物垃圾桶
7-4 化妝用品消毒	消毒筆狀化妝品（眉筆、眼線筆）	酒精棉片丟一般性垃圾桶
7-5 化妝用具整理	將可再使用的化妝用具，可放入考場提供的「待消毒垃圾袋」或放入自備的「待消毒袋」中。	可自行準備夾鏈袋，作為放置化妝工具的「待消毒袋」，考試結束後可自行將裝有化妝器具之「待消毒袋」帶出考場。
7-6 工作檯清理	將使用過的海綿、粉撲、眼影棒、棉花棒、挖勺等物品丟入感染性事業廢棄物垃圾桶。	
8. 脫除防護裝備	脫除隔離衣 脫掉防護帽 脫掉鞋套 脫掉手套 脫掉口罩 將脫下的防護裝備，全部投入感染性事業廢棄物垃圾桶。	脫除防護裝備： 請先脫除大面積容易沾附感染源的隔離衣。 再依序脫除鞋套、手套。 口罩必須最後脫除，以防治在脫除防護裝備的過程中，如病毒不慎揚起，而引起吸入性的感染。
9.完成	舉手告知監評。	請舉手讓監評知道你已完成。
10.卸妝	應檢人再次進場，為模特兒卸妝。	模特兒臉上妝容不可帶出考場，模特兒卸妝後才可離場。

二、應檢人須自備物品

（一）化妝物品

　　化妝品須註明成分且合法並無過期，放置化妝（箱／籃）中：

　　粉底膏、蜜粉、眼影、口紅、眼影棒、海綿、酒精棉片、棉花棒、睫毛夾、睫毛膏、睫毛刷、眼線筆、腮紅刷、挖勺、眉刷、眉筆、唇筆、髮帶、化妝水、卸妝水、化妝用品分裝盤、待消毒袋、化妝棉*8、酒精棉片*2

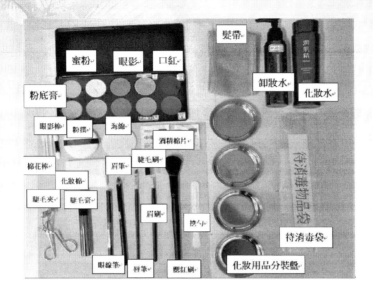

（二）模特兒

　　自備模特兒一名（男／女），監評人員於測試前檢查模特兒。模特兒須符合以下標準，違反者該測試中「化妝」該單項分數扣 40 分：(1)年滿 15 歲以上，模特兒應帶能證明身分之文件。(2)不得紋眼線、眉、紋唇。(3)以素面應檢，一律穿著長褲，自備素色化妝髮帶。

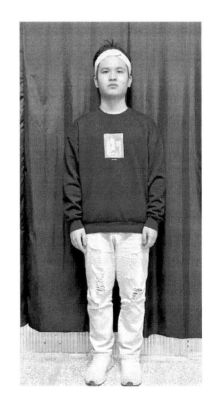

三、應檢操作步驟

1.準備模特兒。

模特兒戴好素色髮帶，使用第五條毛巾圍在模特兒衣領。

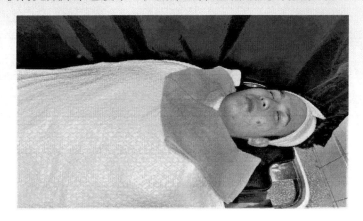

2.準備化妝品、工具。

(1)將化妝品放置檯面上。

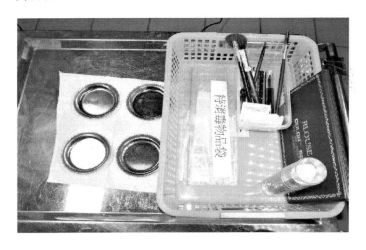

(2)以化妝水代替酒精，倒入小碟子浸溼化妝棉。

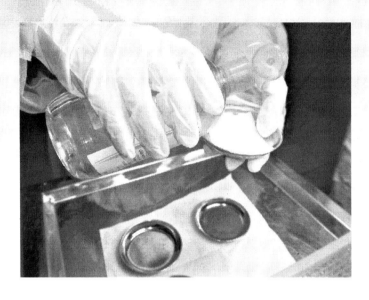

(3)取出粉底。

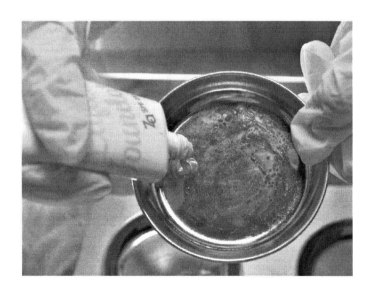

(4)取出蜜粉。

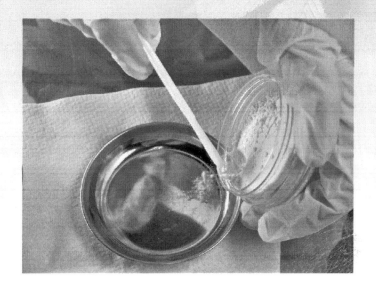

(5)取出腮紅及眼影。

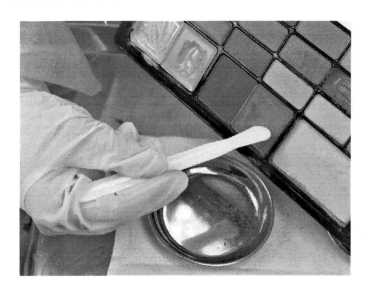

(6)取出口紅。

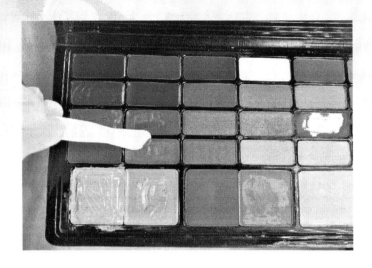

(7)取出腮紅刷、眉刷、唇筆、眼影棒、棉花棒、海綿、粉撲、睫
毛膏、睫毛夾、眼線液。

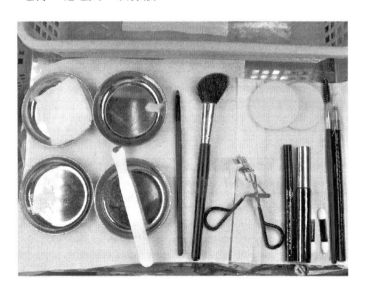

3.消毒筆狀色彩化妝品。

　　(1)使用前消毒筆狀彩色化妝品。

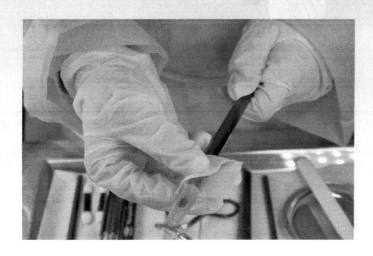

　　(2)使用後酒精棉片丟入一般性垃圾桶。

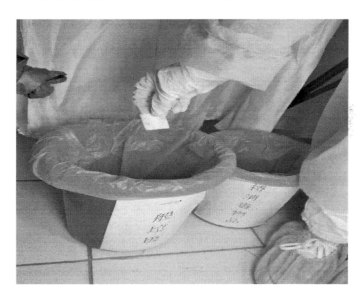

4.消毒眼、鼻、口、耳及全臉。

(1)以沾了化妝水的化妝棉消毒雙眼。

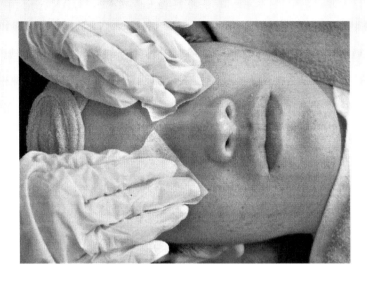

(2)消毒鼻孔。

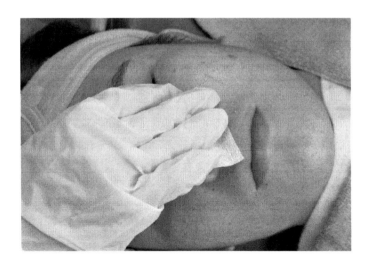

(3)消毒嘴巴。

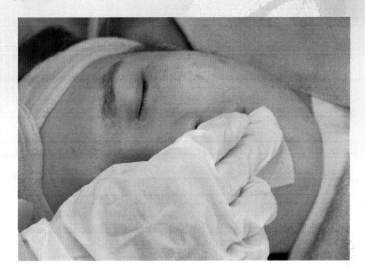

(4)消毒耳朵。

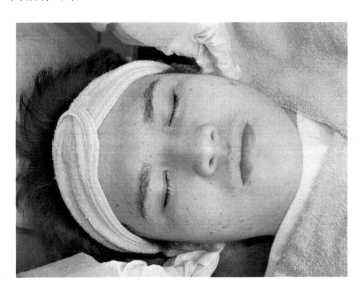

(5)消毒全臉。

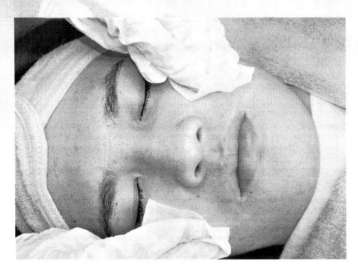

(6)用過化妝棉丟入感染性事業廢棄物垃圾桶。

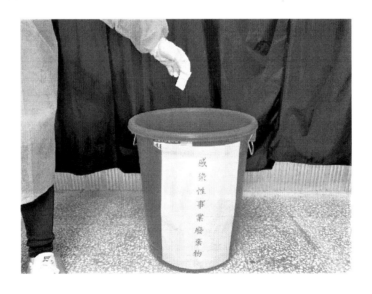

5.上底妝。

　　以海綿輕沾粉底。粉底均勻點附於於臉部，再用海綿以按壓方式，
　　將粉底均勻上妝。

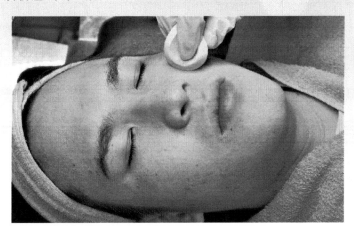

6.定妝。

　　粉撲沾取蜜粉，搓揉粉撲，使蜜粉均勻沾附在粉撲上。以輕拍方
　　式上蜜粉。

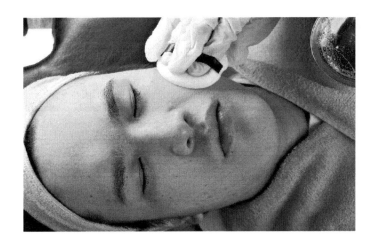

7.畫眉毛。

(1)以眉筆畫眉毛，兩邊眉毛顏色、形狀需對稱。

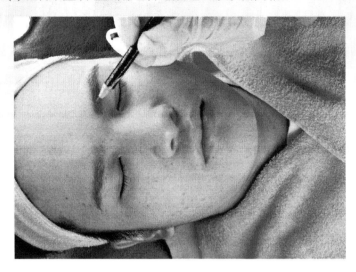

(2)使用眉刷，讓眉色均勻。

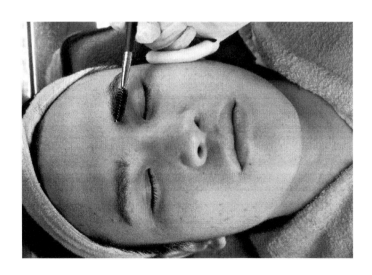

8.上眼影。

以眼影棒沾取眼影，可在手背將多餘的眼影輕拍，以防止眼影有

色塊或顏色過重的情形。眼影顏色要均勻對稱。

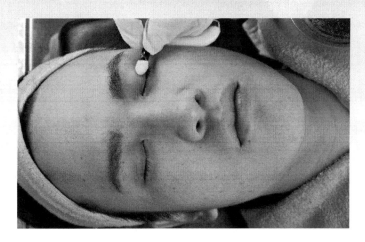

9.畫眼線。

用海綿輕按上眼瞼，眼線筆沿著睫毛根部畫上眼線。眼線線條需

順型畫出，線條需均勻且兩眼對稱且自然。

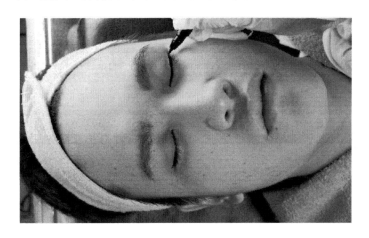

10.夾睫毛、刷睫毛。

(1)以海綿輕壓上眼瞼，使睫毛輕翹，再以睫毛夾夾睫毛。夾睫毛
動作輕柔，注意不要夾傷模特兒。

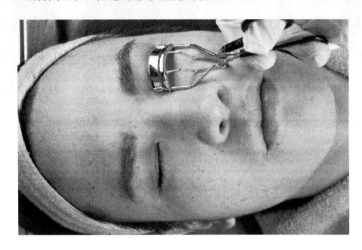

(2)睫毛膏刷上睫毛。刷睫毛膏前須將多餘的睫毛膏去除，以防止
睫毛膏過多沾附於睫毛上而造成睫毛糾結再一起。

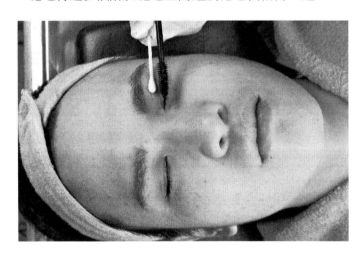

11. 上腮紅。

　　腮紅刷沾取腮紅，可先在手背輕拍，以防止上腮紅時有色塊或顏
色過重的情形。刷在臉部兩側的顴骨。腮紅顏色需柔和，且要兩
邊對稱。

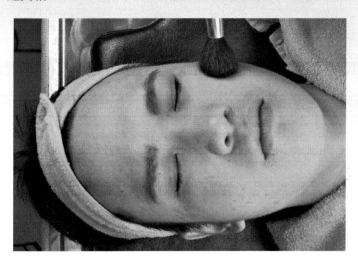

12. 塗口紅。

　　先畫出唇型。以唇筆刷上口紅。若口紅顏色太亮，以衛生紙輕壓
遺體唇部。唇型上下顏色需柔和對稱。用色不宜過度以自然為基
本要求。

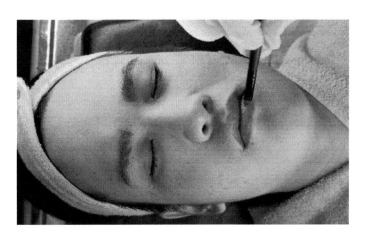

13.服務結束。

(1)推回工作台。

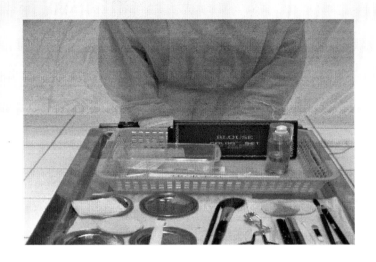

(2)服務結束後向亡者鞠躬，並說「您好，我已經完成洗身、穿衣、
化妝服務，謝謝您的合作，希望您能夠滿意！」

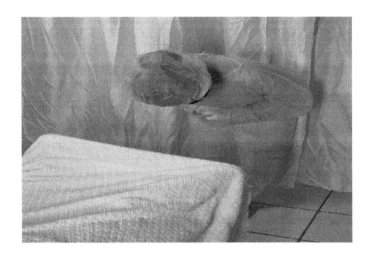

14.收拾工作檯。

(1)消毒筆狀彩色化妝品,酒精棉片丟入感染性事業廢棄物垃圾桶。

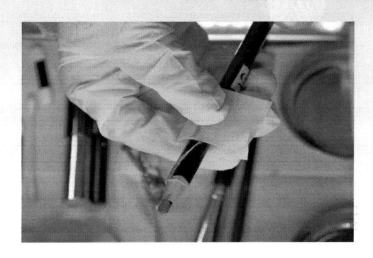

(2)將可重複使用之物品丟入待消毒袋,其餘丟入感染性事業廢棄物垃圾桶。

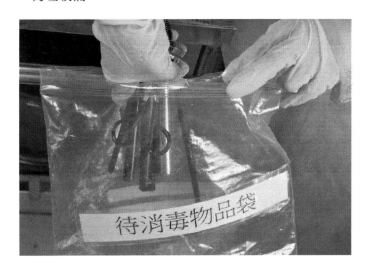

15.完成後舉手告知監評人員。

　　需在脫除完防護衣後完成此動作。

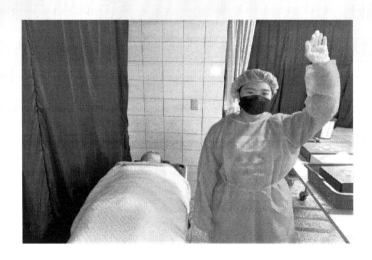

16.依序脫除隔離衣→頭套→腳套→手套→口罩。

　(1)脫除隔離衣。

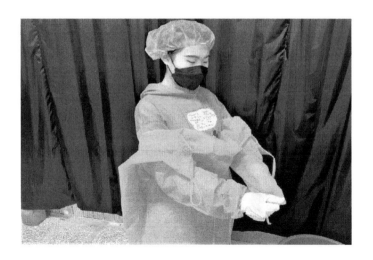

(2)脫除頭套。

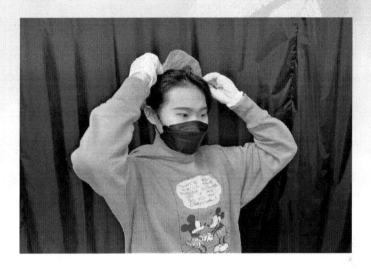

(3)脫除腳套。

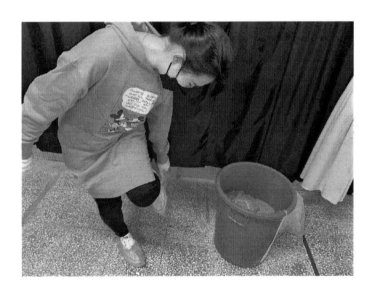

(4)脫除手套。

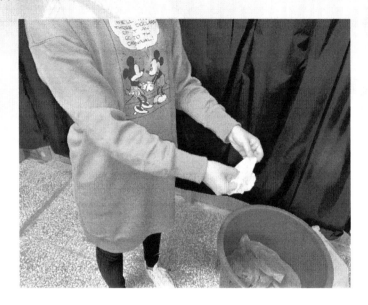

(5)脫除口罩。

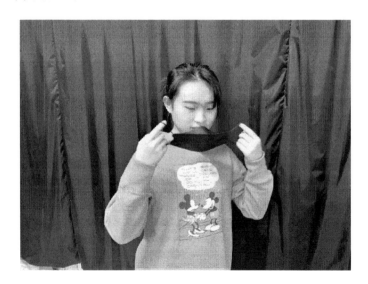

(6)脫掉的防護衣物皆丟入感染性事業廢棄物垃圾桶。

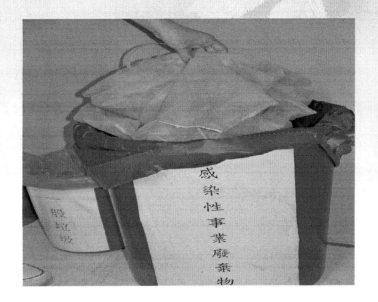

第三章

遺體縫合技能（初階）

黃勇融

前　言
第一節　遺體縫合理論
第二節　遺體縫合與力學
第三節　遺體縫合器械
第四節　遺體縫合原理
第五節　遺體縫合方式
第六節　遺體縫合建議操作程序
第七節　遺體縫合注意事項
第八節　結論

前 言

　　台灣早期在民國六十、七十年代，對於遺體縫合及相關處理技術及專業人員較為欠缺，面對損傷性大體進行修復時，大多依據遺體本身損傷之部位形狀，取天然替代品進行取代，如：以白布畫上人體五官包覆石頭來取代頭部、以木頭或稻草取代遺體四肢等部位，使得遺體修復之功能性無法發揮實質作用，僅以替代物來進行遺體外觀替代作用，相似度亦大幅下降。

　　隨著時代科技進步，開始有塑膠製品及彩色相片問世，遺體替代品也隨著變更，開始使用彩色相片覆蓋遺體受損之頭部及顏面部位，用容易取得之塑膠四肢來取代缺損肢體部位，但還是不能健全遺體修復實質作用，修復後相似度仍屬偏低。

　　近年來遺體重建技術不斷發展進步，使得遺體修復技術也跟著與時俱進，遺體縫合技法屬於遺體修復之一部分，亦隨著時代變遷而演化，並參考及結合外科手術技法使用，使得縫合後所呈現之結果日趨精緻完整，遺體縫合之基本概念就是將人體表面比喻為衣服一樣，當衣服產生破損又必需穿上時，則需要進行清洗、縫補等過程，使其呈現完整及美化，當遺體因外力介入而產生破損時，亦需進行清洗及縫補，兩者最大之差異在於，衣服可以取下進行縫補及清潔，然而遺體在非必要之情況下，無法取下而進行縫補作業，需於表面上進行遺體縫合等相關作業，但兩者最終之目的皆為使其更加完整及美化，加強遺體完整性，可有效達到降低逝親者之悲傷程度及維護公共衛生之目的。

第一節　遺體縫合理論

　　遺體縫合技能是每位遺體修復人員在學習遺體重建中最為基礎的技能，也是最為困難的技術，縫合技術運用在遺體修復上機率極高，需要經由長時間練習及多次實務操作過程中，才能培養出一定縫合經驗及手感，對於不同傷口及受損程度，應採用之縫合法及器械運用對於施術者而言，皆是專業經驗及技術上考驗，因此縫合技術精進一直是遺體修復人員所追求。

　　學習縫合法前，需先習得基礎人體構造及遺體變化等相關知識，另需具有張力、拉力及力道強度之基本力學概念，運用在遺體縫合上最簡單之認知，就是在施術過程中，要想辦法讓縫合器械及材料產生之拉力強度大於傷口本身張力強度，才能有效將縫合技能發揮出最大效益。

　　學習縫合法時，需瞭解各項縫合器械運用操作方法及熟練各種縫合方式，唯有採用最適當器械配合最合適縫合方法之運用，並且不斷重復練習，練習出一定手感及累積出相當縫合經驗，才能使縫合技術達到專業水準，在面臨實際操作時，才能依傷口狀況，將縫合法完全展現出來，降低縫合失敗產生機率。

　　學習縫合法後，將會面臨各種不同傷口及縫合目標所帶來之挑戰，對於不同樣態之傷口及患處，所產生縫合難度亦會有所不同，使用之縫合法及器械，亦會有所變異或改良，透過長期經驗累積及面臨傷口數量之增加，才能造就出稱職之遺體縫合人員。

　　遺體縫合技能是一門易學難精之專業技術，唯有經過不斷練習再練習，將各種縫合法及器械特性皆能熟識後，才能發揮出最大效益，縫合出完美作品。

一、遺體縫合用途

遺體縫合技術之所以受到遺體處理人員重視,代表該項技術在遺體重建過程中,具有一定之重要性及必要性,也是遺體修復中不可或缺之重要技術之一,而對於遺體及相關人員所產生具體用途如下:

(一)損傷遺體本身實際復原

當遺體發生損傷需進行縫合狀況者,多數為外力所致,其中又以遺體表面受損最為常見,當表面受到外力產生損傷時,會呈現出開放且可見及傷口患處,遺體縫合最直接也是最實際用途,就是將損傷性遺體本身所呈現出明顯可見之傷口患處部位予以進行閉合作業,藉由專業器械配合技術將可見之傷口予以閉合(圖一),使傷口恢復成生前自然態樣。

遺體之損傷除了表面損傷外,其次就是組織器官分離狀況,當遺體受到更大外力介入而造成創傷時,則會產生明顯皮肉分離或組織脫落現象,此時遺體縫合就可以進行輔助連結遺體組織部位作業,經由遺體連結縫合施作後,使遺體本身得以恢復原來的完整性(圖二)。

(二)逝親者之悲傷支持

人類本身是一種具豐富情感的生物,對於喜、怒、哀、樂有著不同感受及反應,逝親者在面臨親人死亡離別當下,會產生許多情感上不同的反應現象,其中又包含悲傷這個重要情感,面對往生親人離開,會希望往生者能如同生前樣態,完整又無遺憾的離開這個世上。

當遺體受到損傷時,無論是外力造成或自行產生損壞,一般最為悲傷者就是逝親者本身,尤其是無預期狀況下所發生之意外,對於遺體呈現狀態的悲傷程度會更驟,此時,遺體經修復操作人員施術,將損傷性遺體透過縫合、填充、美化等技術,儘可能回復到無缺損狀態,則可有效降低逝親者悲傷程度,達到悲傷支持及悲傷輔導作用。

（三）加強環境公共衛生

　　遺體本身就是病菌滋長之優沃環境，病菌只要尋找遺體孔洞處入侵，即可進行滋長繁殖過程，損傷性遺體對病菌而言，更是敞開入侵體內之大門，病菌可直接透過開放之損傷部位進入體內，因此，損傷性遺體在第一時間進行縫合作業及使用適當保存措施進行妥善保護，可以有效降低及避免病菌過度滋長的危害，確保維護環境公共衛生及傳染病擴散。

　　反之，若遺體遭棄置不管，則會逐漸進入腐敗狀態，在遺體進行腐敗過程中，不但會產生大量病菌，亦會影響到附近環境衛生，當遺體本身有害物質或具傳染特性病毒，以屍水狀態藉由地下水流入水資源系統、屍體臭味以氣體型態傳播擴散、蛆蟲等微生物滋長寄生等，會對人類生活之整體環境及公共衛生造成重大影響。

（四）本身人性關懷

　　現代對於遺體之人性關懷漸漸受到重視，最為明顯之作為，如：性別有別的遺體處理空間等，開始進入所謂「人本」時代，殯葬產業從業人員更以「人本」觀念作為追求服務之人性關懷原則，服務對象除了逝親者本身外，其中當然包含往生者遺體本身，希望遺體能得到更好之照顧及服務，當遺體產生損傷時，亦會透過縫合等修復技能使用，使遺體回復生前樣態，得到「以人為本」之人性關懷與對待。

二、遺體縫合時機

　　遺體重建工作是一個冗長又復雜的過程，在面對不同損傷程度之凹、凸、斷、損、缺遺體，會採用不同之重建手法，由內而外進行重建之過程後，使遺體漸漸恢復該有之形狀，接續就是一連串遺體修復及縫合美化作業程序。

　　縫合技能之使用，一般用於遺體重建工作後端，當遺體重建工作由骨

骼開始重建至體腔或肌肉時，隨即就是縫合技術之運用，使用於組織或重建物連結及傷口閉合，其中組織連結屬於輔助型修復，將皮膚下組織部位，藉由縫合法進行部位連結或是加強組織間拉力，以預防組織分離，降低重建難度及遺體本身整體之完整性。

　　遺體縫合另一個使用時機，就是當遺體本身受到外力介入，而產生淺層明顯之傷口，一般又以刀傷及穿刺傷最為常見，雖不用進行遺體重建之程序，但仍需以遺體縫合技法，將可見之傷處予以閉會。

三、遺體縫合功能

(一)傷口閉合

　　遺體縫合最主要之功能就是傷口閉合，將可見之傷口患處（圖一左），藉由針與線結合運用，將各類傷口予以閉合（圖一右），使其達到美化功能，進行傷口閉合縫合時，最大考量點是如何將傷口達到最佳美化效果，讓縫合後之傷口以最自然方式呈現，如能達到與生前狀態無差異，則是完美之縫合作品。

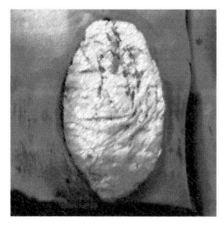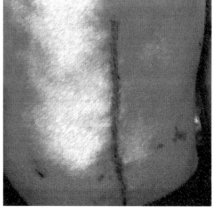

圖一　傷口閉合前後

(二)組織連結

　　遺體縫合另一個最顯著功能，就是將人體相近組織部位藉由針與線，進行有效之連結作用，降低組織或患處分離的風險，當遺體本身產生斷裂分開之情況時（圖二左），需藉由縫合法來進行相關協助作用，由傷口或斷裂處之最深處進行連結縫合（圖二右），此類縫合可加強組織間拉力，使組織部位不易產生斷裂。

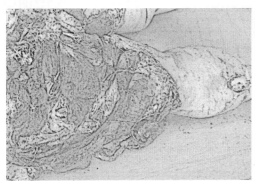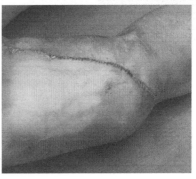

圖二　組織連結前後

3.替代物連結

　　遺體縫合除了可以用來連結遺體本身相關組織部位外，另外最特殊的功能就是連結遺體修復而產生之替代品，如：人造皮、矽膠皮等，此類之替代品主要因遺體損傷而產生毀損或欠缺現象（圖三左），需經由修復人員重製出相同尺寸規格之替代品，配合黏著方式進行縫合（圖三右）。

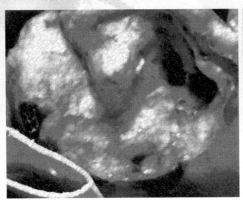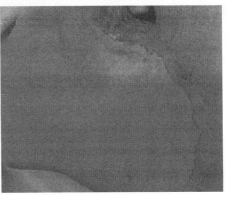

圖三　替代物連結前後

第二節　遺體縫合與力學

　　遺體之所以會產生傷口或患處需要進行縫合，大多為受外力影響或傷口本身拉力所導致，使得傷口無法閉合或產生斷裂，因此，在進行縫合作業前，需先瞭解及分析遺體本身傷口患處損傷部位及損傷力道為何，進而規劃出縫合計劃及選用合適之縫合器械，而遺體縫合時需分析及瞭解之力道大致可分為：

一、拉力

　　指單向之作用力，當其作用力大於反作用力時，則會產生斷裂情況，簡言之，例如：當一個人拉著你的手，使你產生有被拉扯的感覺時，此時即產生所謂拉力情況，而身體中的骨骼連同肌肉等組織，則會藉由收縮或連動等方式，產生反作用力來平衡所受到之拉力，而當拉力強度大到本身反作用力無法平衡之狀態時，則會產生手部脫臼或斷裂之情況發生。

將其拉力概念運用到遺體患處或傷口時，則可發現任何傷口本身至少有二個方向以上之拉力作用使其分開（**圖四**），而傷口中拉力最小之處就是兩側連結處，傷口越大則拉力越大，當拉力大到人體組織無法承受時，就會發生組織間斷裂分離使拉力停止狀態。

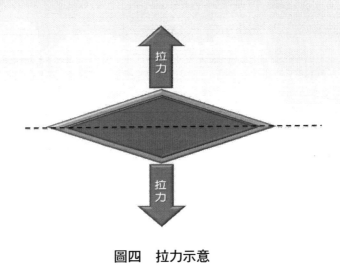

圖四　拉力示意

因此，產生出另一個縫合上常見之狀況，就是如何將二個相互間無拉力作用之組織或器官，如：斷肢之二端，藉由拉力產生進行連結，又該如何穩固該股拉力平衡，使不同之二個部位連結後不輕易分離，都是拉力控制平衡需考量之重點。

二、張力

指二個方向以上拉力所造成之擴張力量，最具代表性為水杯上之表面張力，就是當水杯裝滿水後，表面之水向杯緣產生拉力，使得表面張力達到一個平衡狀況，使得水不會溢出杯外之情況，而當張力再加強時，則會產生更大之拉力，破壞現有張力之平衡狀態。

該概念運用到遺體傷口患處，則可發現到每一個傷口之所以不再擴大

或斷裂，就是傷口本身之張力已到達一個平衡狀態（**圖五**），因此，傷口在沒有其他力量影響下，不會再繼續擴大下去。

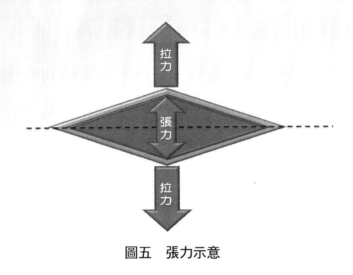

圖五　張力示意

三、反作用力

　　就是指將拉力或張力反向拉回之平衡力道，也是遺體縫合人員一直在培養所謂之手感，當一個傷口患處產生，分析過拉力方向及張力作用情況後，就要依據評估後之力道，經由縫合器械及材料用品，來建構出足夠之反作用力，並且加強穩固這股反作用力（**圖六**），進而減輕或平衡拉力並降低張力，使傷口患處閉合不再裂開受損。

　　待進行縫合作業之損傷性遺體本身每一個傷口，皆有其特性及力量走向，皆具有一定拉力及張力可查，縫合操作人員需完全分析各種力道之走向及存在與否，並從中找尋反作用力及平衡力道位置，使縫合後之傷口，不致產生因縫合力道使用不足或分配不當而產生失敗的現象。

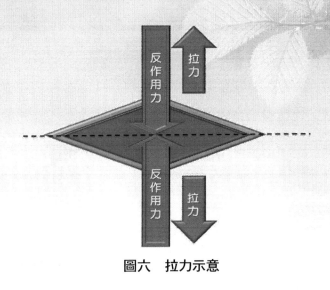

圖六　拉力示意

第三節　遺體縫合器械

一、縫合器械分類

　　台灣地區目前所使用之遺體縫合器械，大部分皆參考西方醫學中外科手術所使用之縫合器械，將用於手術上之縫合器械，轉換使用於往生者遺體上，每一樣器械皆有其不同之使用方法及功用，於外觀上也有著不同差異，而依其作用於縫合上之重要性，基本上可區分為：

（一）主要作業工具

　　對於傷口閉合時擔任極重要角色，是遺體縫合主要作業工具，如：角針及縫線，擔任所謂「穿針引線」功能，藉由角針穿刺縫合目標物，再由縫線固定並閉合傷口，是縫合過程中，極為重要之二個器械，有著缺一不可的特性，也是學習遺體縫合人員需長時間練習及精通之工具。

(二)輔助作業工具

　　在縫合過程中輔助縫合主要器械使用者，歸類為輔助作業工具，最為常見有，如：持針器及組織攝，其中持針器為輔助固定角針使用，使縫合操作過程中，方便出入針位置及控制力道使用，組織攝為固定待縫合處使用，使傷口患處張力拉大，使其呈現緊繃狀態，以利出入針作業。

　　輔助類作業工具對於遺體縫合操作者而言，並非必需具備之工具，但在實務操作中，發現搭配輔助作業工具操作者，在縫合上會更加順利且更具時效性，對初學者而言，則建議可以搭配輔助作業工具進行練習使用。

(三)其他特殊工具

　　用於輔助縫合過程，使過程順利運用者，則可歸類為其他特殊工具，如：傷口固定器、患處稱開器具等，屬於更專業輔助器械，其中大多使用於大型且具深度縫合傷口或長時間操作之縫合部位，可以協助平衡拉力及固定張力或拉力使用，此類器械可依個人縫合習性或縫合目標物難度，進行縫合前準備。

二、常用的遺體縫合器械介紹

　　遺體縫合時可應用之器械，數量高達上百種，功能皆不同，使用時機及部位也不同，每位縫合操作人員可依自己作業慣性做器械準備，組合成一系列最適合自己的縫合工具箱，在遺體縫合中，較為常用的遺體縫合器械則有：

(一)角針

　　角針或稱勾針、縫合針是遺體縫合中，最為重要之靈魂人物，其外觀類似魚鉤呈現彎曲狀（圖七），前端為針頭主要用於刺入目標物（圖八），中間為針體部分用以手握或使用持針器固定處，尾端則為一個凹糟用以勾住縫線（圖九），角針主要功能是將縫線以弧度方向帶入縫合目標物中，

藉由角針之穿刺及引導，使縫線能在預定處出入針，使縫線能依縫合人員
規劃到達目標位置進行縫合作業（**圖十**）。

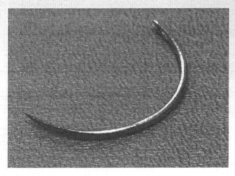

圖七　角針　　　　　　　　　　　圖八　角針前端

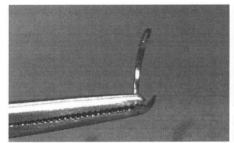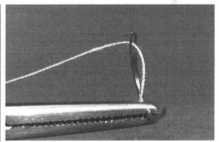

圖九　角針尾端　　　　　　　　圖十　角針尾端與縫線組合

　　角針依其使用強度，可分為強、弱針二種，強針硬度高於弱針，因此
較常使用於遺體縫合上，依角針之外型大小，則可由小到大分為 10 號針
至 1 號針，10 號針外型最小，1 號針型體最大且外型呈筆直狀，僅於針頭
部位呈彎曲狀（**圖十一**），使用於遺體縫合之角針則以 4 號角針至 6 號角
針為主，角針大小之選用，主要因傷口大小而異。

　　大型傷口可用 1 號至 3 號角針，常可見就是當遺體進行司法相驗完成
後之遺體縫合，較常採用就是 1 號直針進行遺體縫合作業，學習縫合技術
之初學者，基本上則建議由中型針開始進行練習。

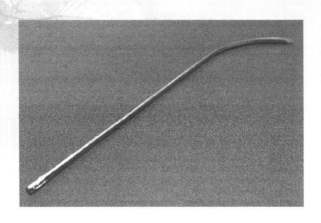

圖十一　１號角針

　　許多縫合學員在接觸或學習遺體縫合初期，會產生一個疑惑，就是為何不採用平時縫補衣物所使用之直針進行縫合，除了容易取得外，在使用上不是也較為習慣嗎？但在實務操作中，直針對於人體皮膚的穿刺力較為不足，縫合時間一旦拉長使皮膚產生所謂「皮革化」現象，在入針時就會產生更加不易入針之難處（圖十二），直針在入針後，也不易控制方向（圖十三），產生之拉力呈斷面無法集中（圖十四），因此，在遺體縫合操作上，建議還是採用具弧度之角針較為合適（圖十五）。

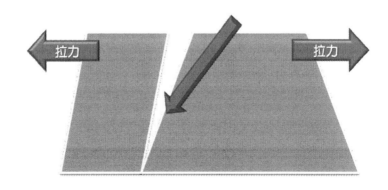

圖十二　直針入針示意

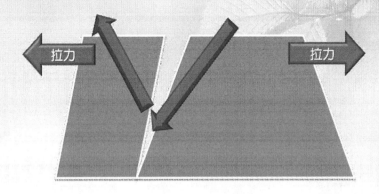

圖十三　直針出針示意

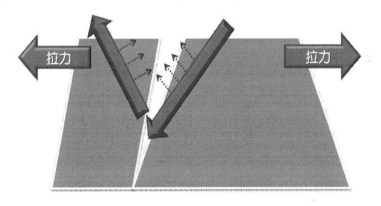

圖十四　直針平衡拉力示意

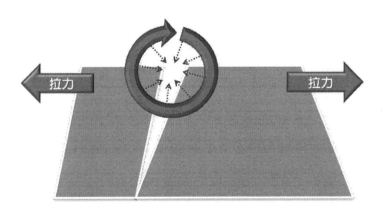

圖十五　角針平衡拉力示意

2.縫線

　　縫線本身之定位相當特殊，與角針結合時可視為縫合中最重要之工具
之一（圖十），固定傷口後取出角針，則可以視為消耗性材料，縫線最主
要之功用，在於透過縫線本身之拉力，固定或拉近兩側已分開之部位或組
織，使其產生合併或固定之效果，會因為自身之消耗而產生固定作用。

　　遺體縫合使用之縫線材質，雖然可以採用其他材質，於實務操作上仍
建議使用以棉質為主（圖十六），效果較為合適，棉線可以吸附因縫合而
產生之血液或油脂，在適當且相同的拉力下，比起其他化學材質之縫合
線，如：尼龍線、釣魚線等，較不易破壞組織或傷口，可使遺體縫合完成
度更高。

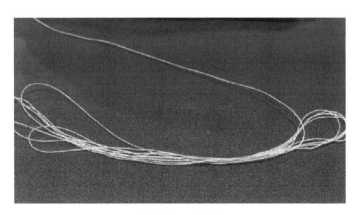

圖十六　縫線

　　遺體縫合採用縫線之色澤選擇，於可見或需呈現之傷口處縫合，建議
採用淺色系為主或是接近皮膚色澤的縫線，將利於後續上妝美化等作業，
缺點就是對施術者眼睛視覺判別有一定考驗。

3. 持針器

　　持針器或稱持針鉗，常見於外科手術中，外觀類似剪刀但不具能剪斷

物品功能（**圖十七**），主要用於固定角針位置及確保角針入針時之角度及準確度，並能有效控制角針在縫合目標物上入針時之力道，操作持針器配合針線縫合時，需注意角針入針角度是否正確，正確的入針角度為配合角針弧度進行持針器施力，在相同之施力下，入針角度錯誤之角針，容易被擠壓變形甚至是呈筆直狀。

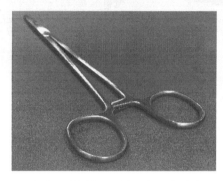 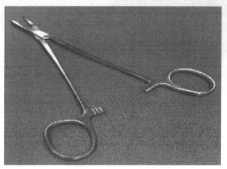

圖十七　持針器（前端畢合時）　　　圖十八　持針器（前端張開時）

　　持針器前端有區分為：彎曲型及筆直型二種型式，於使用上亦會有不同功效，彎曲型持針器有利於體內縫合運作，可以避開接近縫合目標物附近組織或器官，使縫合角度可以更加精準，但操作上難度較高，筆直型持針器（**圖十八**）則有利於在表面進行縫合使用，出入針位置及部位較為一致，比較適合運用在遺體縫合上。

　　台灣遺體縫合技術多參考外科縫合手術演變而來，使得持針器更加廣泛運用在遺體縫合上，而持針器之使用方法為拇指及中指或無名指，握住持針器下端（圖十九），進行持針器開關之控制（圖 21），以食指抵住持針器上端持針處施力（圖20），用以控制角針方向及力道。

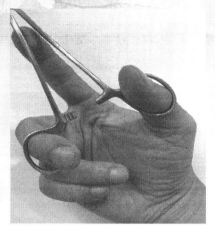

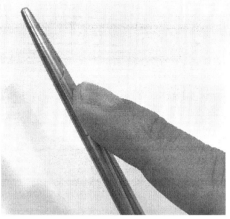

圖十九　持針器操作下端　　　　圖二十　持針器前端

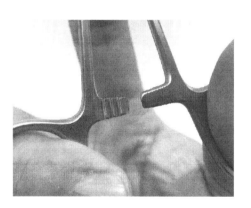

圖二十一　持針器開關

　　然而持針器並非縫合必需之工具，主要是因為當一位遺體縫合人員，經長時間訓練及實習，加上足夠實務經驗後，本身對於針線之運用已達一定之水平，對於出入針之力道及方向皆能有效掌控，因此，部分國家之遺體修復人員，在進行遺體縫合時，並不會使用持針器，仍然能完成具水準之縫合作品。

4.組織攝

　　組織攝外觀類似護理（藥）車上用來夾棉花之夾子（**圖二十二**），於遺體縫合上最主要功能為固定縫合目標物使用，遺體需縫合部位大多呈現開口或分離狀態，因張力產生使得兩部位分開，而組織攝在此時可發揮其主要功能，將縫合目標物拉近至縫合處（**圖二十三**），固定或加強傷口張力，使入針處呈現緊繃狀態，再透過角針穿透作用及縫線拉力將其固定，使用上建議選用前端具固定功能之組織攝操作。

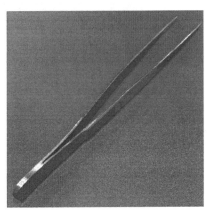

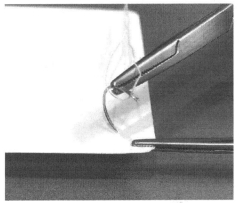

　　　圖二十二　　組織攝　　　　　　圖二十三　　組織攝搭配持針器示意

5.線剪

　　線剪屬於輔助器械，主要用於縫線剪除使用，使用上與一般剪刀作用相同，只是本身具更加鋒利特性，線剪本身前端有筆直狀（**圖二十四**）及彎曲狀兩種，於實務操作上建議可以選擇前端為彎曲狀之線剪使用，彎曲狀之線剪對於不同角度縫線之剪除，使用上之功效更勝於一般剪刀等器械。

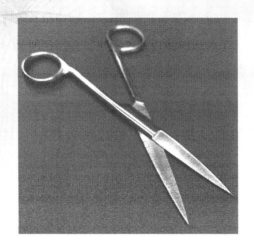

圖二十四　線剪

　　「工欲善其事，必先利其器」遺體縫合操作人員對於縫合時所需之工具，除了需完全認識並掌握其特性，另一個重點就是各項工具操作方法之熟練度練習，唯有透過不斷反覆練習，才能在縫合時完全發揮出各項工具之優勢，尤其是角針之操作運用，是影響縫合成敗最大關鍵因素。

第四節　遺體縫合原理

　　遺體縫合基本原則就是透過縫合器械組合運用，將縫線置入縫合目標處，並藉由縫線本身產生拉力，而這股拉力需大於遺體傷口患處本身拉力，也就是透過縫線產生之反作用力，將各方向拉力拉回固定處再予以固定，使傷口患處張力減小並平衡各向拉力，固定之力道大於拉力，則縫合處可以穩定及固定，反之，若固定力道小於傷口本身拉力，則可能會產生縫合失敗及傷口裂開之危機。

　　面對不同傷口及患處所帶來之拉力，所使用之角針及縫線亦會有所不

同，基本通則是當縫合傷口越大，造成拉力也越大，使用之角針相對也會越大，結合使用之縫線也會變更為較粗，縫合入針及出針位置也會拉大間距，此舉，除了可以分散拉力，使得傷口受力點更加平均，更可以確保傷口穩定性。

　　遺體縫合操作除了上述原則，在縫合過程中每位操作人員需先找出並隨時掌控下列重點部位變化，並隨時採取應變措施。

一、縫合目標物

　　縫合目標物就是縫合操作人員所要縫合之目的位置，並有明顯外力所導致裂開之傷口患處（**圖二十五**），本身已有張力平衡，使得傷口不再擴大或惡化，目標物不會轉移，有深度、寬度、長度三個主要量測重點，三者皆有可能影響拉力強度，量測數值越大，則拉力越大。

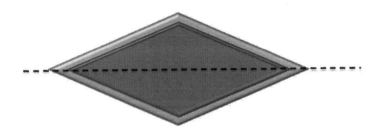

圖二十五　縫合目標物示意

二、支撐點

　　支撐點在遺體縫合上占有相當重要之地位，關係到縫合結果成敗，當觀測到縫合目標物之量測數值後，就是找出並確認目標物之支撐點，支撐點也就是縫合時，角針出入針位置，縫合當下需立即評估出是否可支撐縫線所產生之拉力，或是該以何種反作用力使支撐點穩固不致遭到破壞。

縫合支撐點位置之選定，一般為縫合目標物附近組織較為完善建全部分，如：建全的表皮層、未腐敗皮膚組織、完整肌肉組織等，經評估足以承受傷口拉力拉扯且不會被破壞部位，影響支撐點最大因素，就是遺體本身變化，當遺體開始進入腐敗階段，其組織支撐力亦會隨著降低，容易造成縫合失敗情況發生。

三、拉力平衡（點）線

拉力平衡點或線就是縫合時，在縫合目標物上所產生傷口閉合位置，也就是傷口拉力與縫線反作用力平衡位置，單針縫合會產生點狀，連續縫合則產生線狀（圖二十六），當產生拉力平衡線時，則需評估整體拉力之方向，並由兩側集中往單一方向或中央平衡，以確保縫合目標物最終受力位置正確，並予以平衡固定整體拉力。

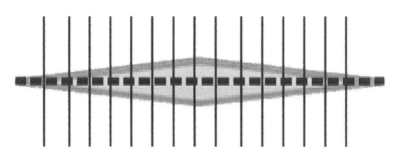

圖二十六　拉力平衡（點）線示意

在瞭解上列縫合上各重要點線後，接著就是依據縫合目標處特性或支撐點特徵，決定入出針方式及位置，縫合出入針方式可分為：表層出入針或內側出入針二種方式，出入針方式會影響後續縫線走向將呈現出 O 形縫合、S 形縫合或 8 字形縫合，縫合出入針方式一般可區分為：外入內出、內入外出、內入內出或混合入出針，四種不同方式，其相關說明如下：

1.外入內出

　　角針由縫合目標物外表或表面入針（圖二十七），再由內部出針（圖二十八），第二針以後重復相同外入內出方式進行縫合，此類縫合操作方式常見於外縫法使用，也就是經評估後確認支撐點在於表面，且強度大於內側，打結亦會產生在表面明顯處（圖二十九）。

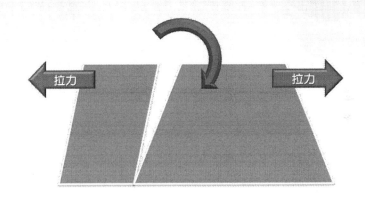

圖二十七　外部入針示意

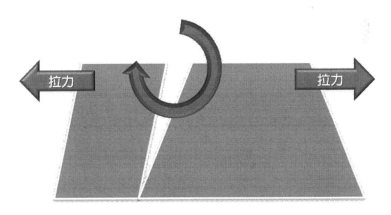

圖二十八　內部出針示意

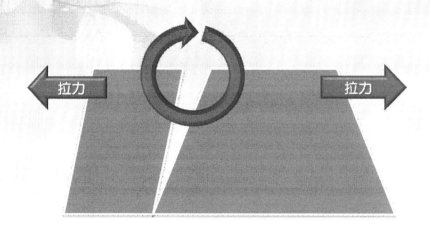

圖二十九　外入內出打結位置

2.內入外出

　　角針由縫合目標物內側或裡部進行入針（**圖三十**），再由表面或外部出針（**圖三十一**），第二針以後重復相同內入外出方式進行縫合，此類縫合操作方式亦常見於外縫法使用，也就是經評估後確認支撐點在於內側，且強度大於表面，打結則會在縫合目標物內側，外觀則如同棒球縫線般交叉向中。

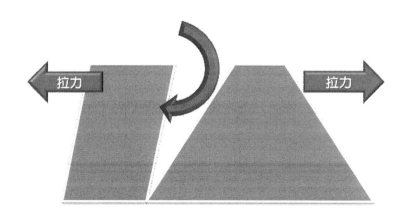

圖三十　內部入針示意

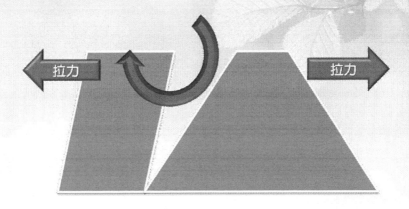

圖三十一　外部出針示意

3.內入內出

　　角針由縫合目標物內側或裡部進行入針（**圖三十二**），再由內側或裡部出針（**圖三十三**），第二針以後重復相同內入內出方式進行縫合，此類縫合操作方式常見於內縫法使用，也就是經評估後確認支撐點在於內側，且強度大於表面，打結則會在縫合目標物內側，且外觀完全看不到。

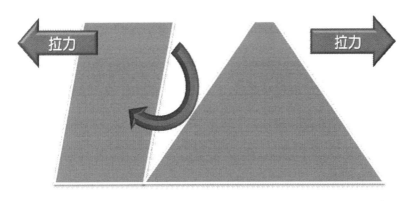

圖三十二　內部入針示意

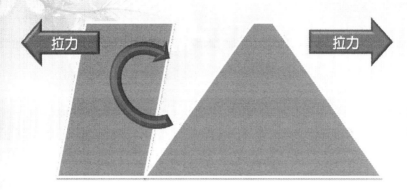

圖三十三　內部出針示意

4.混合入出

　　角針由操作人員依縫合目標物及支撐點實際呈現狀況進行力道強度及受力承受度分析評估，混合上列三種出入針方式操作，依實際狀況進行入出針，無一定出入規則，也無一定打結方式。

第五節　遺體縫合方式

　　遺體縫合常見且最為基本之方式可分為：外部縫法、內部縫法及綜合縫法，也可稱之為外縫法、內縫法及綜合縫法，而外縫法及內縫法最簡單之區分，在於縫合後可以見到縫線者，該區段所使用之縫合技法為外縫法或稱皮外縫法，反之，一處經確認為明顯之傷口，在縫合後不見縫線而閉合者，該區段所使用之縫合技法為內縫法或稱皮內縫法。

一、外部縫法

　　外部縫法或稱（皮）外縫法，此類縫合法最大特色就是縫合之過程及結果，未經表面美化或覆蓋處理者，將完全呈現於表面可見之處，使後續

接手人員或補救人員可以順利接續或進行傷口補救作業，常運用在人體軀幹及四肢部位縫合，另可見於頭顱具毛髮遮蓋部位之縫合，亦會採用此縫合法，外部縫合法最大功能就是對於傷口狀況掌控度較容易，可以隨時觀察傷口表面狀況及變化，而外部縫合法是將傷口由內至表面，透過縫線拉近後固定使其產生必要之拉力，穩定及固定效果更佳（**圖三十四**）。

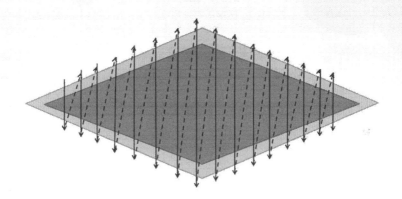

圖三十四　外縫法示意

二、內部（埋沒）縫法

　　內部（埋沒）縫合法或稱（皮）內縫法，就是所有縫合過程及結果皆在遺體皮膚或組織下完成，縫合完成時在目標物表面不易看到施作跡象（**圖三十五**），一般適用於遺體臉部或穿衣後皮膚可見處之縫合，此技術於施行上難度較高，需評估縫合目標物張力強度及組織下拉力強度，並透過棉線加強拉力，使傷口呈現完美閉合狀態，但評估結果錯誤或經驗不足者，容易產生傷口再次裂開之現象。

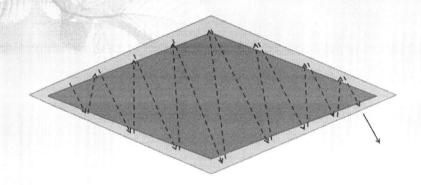

圖三十五　內縫法示意

三、綜合縫法

　　綜合縫法顧名思義就是在遺體縫合時，所採用之技法不止一種，對於大面積傷口或大深度目標物，必需進行內縫法結合外縫法之綜合縫法，或是將內外縫法加以改良精進，使其產生更多元化縫合方式或更具效果，常見有拉力牆縫法、鎖邊縫法等，皆是由實務經驗中改良研發出來更具效益之縫合法。

各類縫法比較表

縫法／效益	外部縫法	內部縫法	綜合縫法
學習難度	易	中	難
使用部位	軀幹及四肢／有遮蔽處	臉部/明顯處	皆可／視情況
優點	易掌握傷口狀態	美觀／自然	依部位變更縫法具易掌握及美觀特性
缺點	明顯有縫合痕跡	不易掌握傷口狀況	學習難度較高
常見縫合	一字連續縫	皮內 S 型縫	鎖邊縫法

第六節　遺體縫合建議操作程序

　　遺體縫合並無一定之標準作業程序，很多時候遺體縫合人員需依遺體所呈現之態樣，進行相關操作，對於程序中各項技法，不同人員亦有不同之因應作為及操作方式，以下則是針對一般性傷口處理所進行縫合建議程序。

一、傷口清潔

　　遺體縫合施行者在進行遺體縫合前，第一步就是確認縫合目標物，因此清潔就是縫合中重要之一環，對於整個傷口及目標物，需以清水進行大面積或相關部位清洗，如有異物刺入者，也要在清潔過程時予以排除，以確認縫合目標物受損程度及傷口整體狀況，並將傷口表面之污漬等清除，若有損傷破損之組織結構，亦需一拼清除，使縫合目標物以完整且清楚樣態呈現，以利後續縫合作業。

二、起針打結

　　確認縫合目標物及傷口後，以角針搭配縫線結合做好準備，並以持針器固定角針 1/3 處，傷口端則以組織攝夾住固定，由傷口外緣約 0.5 公分處入針，入針處之表面需平穩張力小，盡可能以最完整組織或皮膚為主，可有效避免傷口裂開風險，待穿過傷口另一端則由內向外出針，出針處離傷口亦約 0.5 公分，再藉由持針器將兩端縫線進行打結固定（圖三十六），作為縫合開始位置。

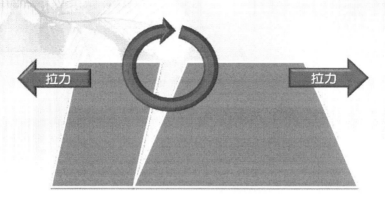

圖三十六　起針打結示意

三、縫合過程

　　當縫合開始處打結完成後，接下來就是依傷口狀況，採用合適縫合法，最常見為外部縫合法以一字連續縫合進行傷口之閉合縫合，也就是一側為入針處，另一側為出針處，針與針之間間隔約 0.5 公分，重復至傷口末端（**圖三十七**），一字連續縫法建議在表面呈現出等間距平行縫線，以確保傷口拉力平均。

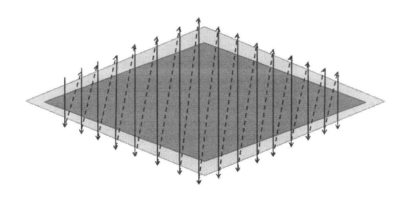

圖三十七　一字連續縫合示意

四、收針打結

當縫合至傷口末端時，就要進行收針準備，並預留出一個收針打結處，收針時只要將現行縫線端與收針打結處進行打結，進行收針打結時需注意力道之影響，採用適當之力道使打結處固定即可，力道過大會使傷口裂開，力道過小則會產生打結不牢固現象，打結完成後以線剪將多餘縫線剪除即完成。

五、縫合美化

縫合目標物經縫合完成後，於表面會呈現等間距縫線及打結所留下之線節，因此在縫合最後可以採用皮膚蠟等材料進行傷口美化，將可視之縫合部位予以覆蓋裝飾。

第七節　遺體縫合注意事項

遺體縫合操作看似簡單易懂，技能相當容易學習入手，但實務中許多縫合初學者，在面臨所要縫下的第一針時，仍會有許多遲疑及欠缺果斷，甚至是當下不宜進行縫合仍不自知的情況發生，因此，在操作縫合前務必檢視下列各注意事項：

一、遺體狀況確認與溝通

接受逝親者委託進行遺體縫合工作時，首先需確認問題不應是縫合經費多寡、遺體體型大小等事宜，而是必須先確認遺體是否已取得合法相關死亡證明書或相驗屍體證明書，在證實遺體經合法相驗單位開具合法死亡相關證明文件後，若能再向遺體所有權人，取得遺體修復意願同意書或遺

體修復切結書等書面文件，以確保本次修復及縫合是經授權同意，無違法侵權或損壞遺體之意圖。

　　每具損傷性遺體皆因不同外力所致，在縫合目標物也會有不同呈現種類，在縫合前需檢視其確實且整體狀況是否適合縫合，有時遺體所呈現之損傷狀況，非單純僅需縫合而已，對於遺體本身之凹、凸、斷、損、缺等狀況需先行處理及清潔後，再予以進行縫合處理作業，在進行遺體縫合前，務必與逝親者或遺體所有權人，進行修復及縫合前溝通，將遺體損傷現況、縫合預期成效及可能面臨問題與遺體所有權人進行溝通協調，以避免產生認知上誤差。

二、縫合前全面評估與準備

　　縫合作業施行前，需依據遺體狀況進行時程及地點安排，使遺體變化降至最低，對於遺體本身之縫合目標物、支撐點及拉力平衡線等，需完成詳細評估及分析，對於縫合工具及材料亦要進行相對應之變更或準備，並對自身安全及消毒作業，重覆進行檢視，在面臨損傷程度嚴重或陌生未經歷過的損傷狀態時，可邀請資深縫合人員一併參與協助，以降低縫合失敗機率。

三、縫合時確認與應變措施

　　在縫合操作時，將面臨一場所謂「拉距戰」，隨時要考慮遺體變化狀況、縫合目標物拉力變化、器械產生反作用力度、拉力平衡線確保等問題，並降低縫合失敗率發生，一旦發生縫合失敗，將導致傷口造成二次傷害，儘可能在自己有十足把握情況下，進行遺體縫合的每一針，將失敗率降至最低或不可能失敗。

四、縫合後改善與檢討

縫合後改善檢討是縫合技術進步的最大主因，縫合操作人員需能在每次縫合過後，充分表答出該次縫合成功地方及有待加強問題，並針對自己不足或縫合不完美處提出改善措施及精進方法。

第八節　結論

遺體縫合技能非一夕可成之技術，除了需具備一定遺體知識，也要經過長時間訓練及各種不同損壞程度遺體所帶來的考驗，從大體老師身上習得自己欠缺的經驗知識，想成為一位優秀縫合操作人員，則需具備下列特點：

一、尊重的精神

遺體縫合操作人員首先要具備有懂得尊重的精神，尊重每一位大體老師、尊重其他同業人員、尊重自己的專業，把每一位逝親者因為信任專業而委任給我們的大體，當成自己親人一般對待，把人本精神發揮出來，在修復縫合過程的前、中、後，將逝親者的悲傷程度有效降低，這是遺體縫合人員該有的基本精神，其次，是尊重每位其他同業人員，不對他人縫合作品做出任何評斷，畢竟每位遺體縫合操作人員所學不盡相同，縫合手法亦有所差異，就縫合而言沒有最好或是完美無缺的縫合法，只有最合適遺體狀態及最穩固的縫合法，最後，則是尊重自己的專業，回想自己在學習縫合這條路上走來不易，需付出相當大的心力及精神，才能使自己擁有縫合這項技能，不要輕易將自己的專業進行降價求售。

二、學習的態度

遺體縫合是一種需經由不斷練習，並從實務操作中不斷學習的技能，學習如何透過不同縫合法及方式，把遺體的傷口縫的更美、更穩固，學習如何讓針線在自己手中變成活的，學習如何隨心所欲運用及組合各項縫合器械，因此，學習遺體縫合沒有其他捷徑，唯有透過不斷學習及操作，才能使自己技術不斷向前進步。

三、創新的能力

隨著時代不斷變遷，縫合技術也不斷在創新，從簡單的內外縫法，演化到現代多種運用在不同部位所使用之新式縫合法，遺體縫合操作人員在這日新月異時代，也要具備創新思維能力，對縫合法及縫合器械進行研發創新改進，從操作過程及縫合結果進行檢討反思，進而創新更符合人性的相關縫合法及使用上更加便利的縫合。

第四章

大體 SPA 與尊體服務

李佳諭

插圖／江佩霖

前　言

第一節　遺體芳療SPA的趨勢及發展

第二節　大體SPA服務流程之規劃

第三節　大體SPA尊體服務應具備之服
　　　　務證照

前　言

　　冠、婚、喪、祭是中國傳統四大生命禮儀，我國有史以來深受儒家思想薰陶而保有傳統禮俗，在台灣社會相當重視有強化生命價值與神聖的「通過儀禮」，現代喪禮中瞻仰遺容的儀式也被人接受，甚至是列為重要流程之一，因此「死亡尊嚴」與「遺體關懷」逐漸為社會大眾重視，大體美容的需求普遍，相對的更強調與重視遺體美容技能與專業。

　　本章共分為三個節次，分別為：(1)第一節遺體芳療 SPA 的趨勢及發展；(2)大體 SPA 服務基本流程之規劃；(3)重點介紹大體 SPA 尊體服務應具備之服務證照。

第一節　遺體芳療 SPA 的趨勢及發展

　　根據中華民國統計資訊網的資料，屬於支援服務業的從業人員從 100 年的 24 萬 7 千人逐年提升至 103 年的 27 萬 3 千人，成長率為 10.52%，相較於逐年下滑的出生率，這樣的逆勢成長率值得思考。見國人對於殯葬服務業的接受度越來越高，而需求量也越來越高，殯葬服務業在政府推廣喪葬觀念革新，加上業者提升喪葬 禮儀品質、結合生前契約以及納骨塔位等服務下，5 年來成長逾 1.2 倍最快。

　　殯葬產業因殯葬管理條例的訂定、送行者電影的賣座以及媒體記者的推波助瀾……等因素影響下，整個產業的服務人員素質已提升許多，多元的服務樣態造就不少的職業類別，也創造不少工作機會。

　　殯葬服務業別中，為往生者洗身、穿衣、化妝服務的湯灌人員或終籍

美顏師，是整個喪葬流程中的後場人員，往往被技能教育所忽略，然而這群唯一與往生者直接近距離接觸的人，若能教育訓練得宜，讓往生者不因冰櫃冰存、不因外力破損、不因疾病摧殘……影響原來生前的容貌，而能讓他們可以安詳的，像自然睡著一樣的躺在棺木中供家屬或參與告別式的親友瞻仰遺容而不至於太突兀，終籍美顏師（遺體化妝師）有他一定的專業技能標準。

本節以當前宗教關懷與芳香照護身心靈產業的發展趨勢，及如何提升台灣宗教關懷與芳香照護身心靈產業從業人員的專業職能與課程創新能力，進行講解。 期對遺體美容師有更進一步的課程規劃將達成下列目標：

1. 提升所屬專職技能，為終籍美顏師塑造一個專業的形象。
2. SPA 醒膚專業人才養成課程，讓讀者有更深入與更專業的養成認知。
3. 提升產業的人才素質，發展芳香照護身心靈產業，以提升從業者之服務品質。

遺體 SPA 服務是以提供服務技能為導向，以提升殯葬專業人才需求，主要精神在於教導學生瞭解在面對疾病已無法治癒的服務對象時，積極地照護身、心、靈的舒緩與心情穩定是一個比較重要的議題，如何促進病人與其家屬的最佳生活品質，協助即將往生的病人免於死亡的恐懼、安撫家屬面對親人即將遠離的哀傷心情，是本節主要的討論方向。

面對市場的殷切期盼，可在殯葬業的遺體美容產業服務，也可在老人照護服務產業發聲，更可在宗教關懷與芳香照護身心靈產業持續為臨終病人安靈照護，面對禮儀師專業化、證照化的正向發展，坊間對殯葬業者的印象雖已改善，但對該產業的實際業務內容，以及各步驟間所代表的真正意義卻仍然模糊不清，在講究個別化、差異化與自我風格的年代，如何讓往生者依照自己的喜好與風格，可以完美的出境，尤其在出境前的美妝美

顏部分，該如何得體而又不失其個人生前風格的呈現，是當今殯葬服務業者必須考量的因素，對於殯葬產業的專業技能及傳統殯葬文化慎終追遠的深層涵義，進而提升其就業能力，培養職能專長協助其考取相關執業證書。

積極協助產業培育相關專業人才，並提出下列幾點建議：

1. 專業人才養成訓練有它存在的必要性，不但可以為宗教關懷與芳香照護身心靈產業培育安養、照護人員，亦可為殯葬業的遺體美容師創造專屬的遺體美容師證照。但因證照涵蓋湯灌 SPA、遺體修復、遺體美容以及精油醒膚按摩……等內容，確實需要各界先進及政府的經費挹注，希望以這行動拋磚引玉，喚醒更多關注與重視，以提升產業人力素質，提升專業形象。

2. 當今殯葬市場雖盛行為往生者淨身 SPA 服務，但卻收費不一，服務品質更是良莠不齊，為求提升所屬專職技能，為終籍醒膚師塑造一個專業的形象。建議透過政府單位協助認證「終籍 SPA 醒膚師」的專業證照。

3. 雖然殯葬業者已發現芳香精油應用在往生者的化妝與著色方面有顯著的功效，在一般的精神療癒上也有國、內外的文獻證實其功效，但對安寧病房及長期照護的患者，以及老人安養中心的老長輩們，是否仍然具有其神奇功效？又或在宗教關懷與芳香照護身心靈產業中，其真正的用途與定位為何？卻仍然曖昧不明，是以應就此關鍵做進一步的研究與分析，以確切瞭解芳香精油應用在宗教關懷與芳香照護身心靈產業的實際效用，讓它具有理論依據，而非道聽途說的江湖秘方。

一、喪葬禮俗入殮與淨身沐浴儀節

傳統習俗入殮儀式有「放板」、「接板」、「磧棺」、「乞水」、「沐浴」、「辭

生」、「乞手尾錢」,「封釘儀式」留待出殯日進行。現今亦有大殮延請法師舉行入殮儀式,辭生、放手尾、封釘儀式皆包含在內一併完成,原則上儀式的進行會經過禮儀諮詢與協調,每個環節都涉及專業的知識與經驗結合,很微妙的這些儀式的進行運作模式必須注意的是一切活動的意義存在於當代社會的倫理秩序和普遍道德架構下以孝道來展現,殯葬服務依現行法規至少要在斷氣 24 小時之後才能入殮,依宗教說必須待神識完全脫離身體才能進行,科學說是確認死亡,以免造成不幸的事件發生,怕錯失黃金的急救時間。傳統習俗會放置亡者生前慣用衣物,生活日用品是最主要的隨葬品之一,隨葬習俗是古代最具普遍意義的埋葬習俗,隨葬品的多少,在很大程度上受當時社會生產力水準的制約,同時也反映了社會地位的不同和貧富的差別。現代由於環保意識高已減少很多隨葬品的擺放,甚至受相關政府單位的限制有部分的民眾與禮儀社則皆以衛生紙代之,會放置檀香、蓮花、茶葉及水被等棺內用品,主要目的仍在重視死後尊嚴與尊重遺體。傳統喪葬禮儀為亡者淨身,須準備兩個臉盆、四條毛巾,《禮儀·士虞禮》貝三,笄。稻米一豆,實於筐。沐巾一,浴巾二,皆用谷,於笄。櫛,於簞。浴衣,於篋。現代禮儀服務人員會準備檀香木加水煮數分鐘等待香味出再加入茉草,以便清洗和擦拭。毛巾的使用量也就沒有規定,一般會用條拋棄式紙巾擦拭,避免造成汙染,依《儀禮·士喪禮》記載:男子不絕於婦人之手,婦人不絕於男子之手」, 避免男女相褻。淨身儀節上習慣男性往生者由孝男洗浴更衣,女性往生者由孝女來做。在實務的狀況下,如果發現往生者已經四肢僵硬,則可用毛巾在手腳關節處熱敷,使其柔軟方便穿著壽衣。在服裝儀容方面傳統會為亡者穿古代清朝服飾壽衣通常以奇數七層以上,目前則以其平生較喜歡穿著之衣褲即可,不必另購壽衣,也不必依習俗穿著。有宗教信仰之人,會視個人對信仰的虔誠程度,而決定是否改變外在裝扮、穿著特定足以傳達宗教意涵的服裝首飾,如佛教之於袈裟、法衣、僧服、居士服等。

二、新世代殯葬禮體專業服務

殯葬產業因殯葬管理條例的訂定、禮儀師相關電影上映，如〈送行者〉、〈禮儀師的樂章〉、〈命運化妝師〉、〈父後七日〉等電影上映，媒體記者的推波助瀾……等因素影響下 ，「禮儀師」成為了近來最夯的、詢問度高的新興行業，開始漸漸有越來越多年輕人加入 ，整個產業的服務人員素質已提升許多，殯葬服務業別中，為往生者洗身、穿衣、化妝服務的湯灌人員或大體美顏師，是整個喪葬流程中的後場人員，往往被職業訓練單位所忽略，然而這群唯一與往生者直接近距離接觸的人，若能受訓得宜，讓往生者不因冰櫃冰存、不因外力破損、不因疾病摧殘或服務者技術不佳影響原來生前的容貌，而能讓他們可以安詳的，像自然睡著一樣的躺在棺木中供家屬或參與告別式的親友瞻仰遺容而不至於讓家屬遺憾，人們規劃殯葬整個過程，深怕過程中不完美造成日後的遺憾，當中遺體美顏、修復化妝服務是最為重要的。大體美顏師（遺體化妝師）有他一定的專業技能標準，喪禮告別式前會進行入殮儀式，而儀式前會先由專業的大體美顏師來幫忙梳理化妝，透過擦拭的作法，能讓往生者產生放鬆及清潔舒緩肌膚的感受，對家屬而言，可達悲傷撫慰的效果。這是最後一次為自己的親人沐浴，同時也是盡孝道的機會，讓往生者舒坦安穩地走最後一程，達到死後的善終。相關產官學者應積極協助產業培育相關專業人才，在家屬的服務面以及心靈療癒的悲傷輔導方面，應要求增進專業職能與涵養，在透過，就技能操作的實務面、產業的經濟面、期能提升專職技能，為大體美顏師塑造一個專業的形象。

總而言之，在政府大力推動簡葬的政策下，目前民間辦喪事雖然大多數仍採用傳統禮俗，但已有簡化趨勢。此外，在這股潮流下也有越來越多的人採用非傳統禮俗辦喪事，例如：多元環保葬的樹葬、花葬、植存，陸地的灑葬，海上的海葬……等。為了滿足客製化的趨勢要求，有越來越多

的殯葬業者強調創新的重要性，並進一步從事殯葬產品的創新與開發。殯葬儀式的整個過程中是否合乎禮制與習俗，深怕過程中不完美造成日後的遺憾與不安，喪葬禮俗考量尊重生命的禮制與習俗是可以相互吸收與相互結合，形成一體化的禮俗形態讓生命最後一哩路更圓滿符合眾人的期待。

三、沐浴淨身與大體 SPA 之事前準備與精油芳香運用

(一)臨終前家屬可以做的事

　　殯葬禮俗會隨著宗教信仰、民情風俗及經濟狀況而有所不同，台灣地區的傳統喪葬禮儀是沿襲自中國，深受宋朝朱熹「文公家禮」的影響，但許多儀節的中心思想乃是儒家的「孝」，而其禮儀根源於周朝所制訂的喪禮制度，經過歷代的增刪及各宗教思想的融合，加上佛、道教地獄之說，而成為一般的喪葬習俗。因此，傳統的殯葬禮俗是社會文化演變的結果，許多儀節或動作，都有其社會文化或宗教的深層意義（台灣殯葬資訊網，無日期）。喪禮可依每個人的需要，或簡或繁，或肅穆或隆重，各種宗教儀式，都是對生命的尊重，以慎重的態度來處理人的後事。想要按照自己的心願處理後事，就必須在生前做好規畫，根據內政部（2012）編印《平等自主　慎終追遠：現代國民喪禮》一書的流程篇，將喪禮流程歸納為卒、殮、殯、葬、祭等五個程序。

(二)遺體的處理

■遺體安置

　　遺體應視死亡及辦理奠禮處所來決定遺體的安置，如亡者在家臨終，又以大廳為其正終之處所，則可遵循禮俗進行拼廳、舖水舖，再將臨終者置於水鋪上，但如果在醫院死亡，則須有下列安排：

　　1.遺體接運：喪家可委託喪禮業者將遺體運至殯儀館或喪宅，此時業者會要求家屬填具「遺體接運切結書」，並由家屬陪同前往安置遺

　　體之處所。

　　2.冰存遺體：將遺體運至殯儀館，或放入業者提供之活動式冰櫃冰存。

■豎靈捧飯

　　設立適宜的靈堂，依亡者宗教信仰佈置靈桌，如傳統儀式為放置亡者遺像、供奉魂帛、魂幡、置一對蠟燭、鮮花、設香案、果品，燈火日夜不熄，以備親友弔唁。豎靈後每天要捧飯（三餐或二餐），早、晚要捧水供亡親洗手面、洗腳手。

■遺體的處理方式

1. 土葬：土葬者依擇定的下葬時辰準備放下靈柩、魂帛或銘旌，再掩土封壙，即稱為「安葬」。

2. 火化晉塔：火化者遺體火化後骨灰以罈貯存，陳放於靈骨塔稱「晉塔」。

3. 環保自然葬：火化後以其他方式處理，如樹葬、草坪葬、花葬、海葬等。

（三）入殮前尊榮精油 SPA 按摩

　　歷史上首度廣泛使用精油的證據可以追溯到古埃及時代們可以瞭解埃及人已將芳香植物廣泛的運用在藥材、化妝品，甚至是屍體的保存上。習慣將芳香療法運用在生活上；祭典的獻禮、神聖儀式的薰香從多種古書及古廟石牆上記載著數種祭司們使用的植物及使用方法。在 1922 年「埃及圖坦卡門墓」被挖掘時，考古學家發現，埃及人使用了樹脂白松香、肉桂、乳香及雪松……等，來防止屍體腐化。經過現今科學證實，迄今已超過三千年考驗的木乃伊，展現了這些植物和芳香精油神奇、持久、令人不可思議的抗菌防腐能。

■芳香按摩所使用的植物油

　　精油的最佳媒介是甜杏仁油，英文名 Sweet Almond Oil，成分中富含

礦物質、脂肪酸、各種維生素及蛋白質。基礎油其功效包括：由於質地輕柔，屬於高滲透性的天然保溼劑，不僅可以改善皮膚乾燥、發癢的現象，有消炎、止癢、抗紅腫等作用，更可以促進細胞更新，能修護面皰、富貴手與敏感性肌膚，且對肌肉痠痛也有效，質地溫和。具有良好親膚性。可與任何植物油互相調和、是很好的混合油，各種膚質都適用。因此，我們選擇甜杏仁來做為調油時的基底油可以達到大體保護的作用。

■三種運用在大體上的精油

・艾草（學名 Artemisia argyi）

我國早在五千年前就已應用香料植物驅疫避穢。相傳起源於春秋時代開的始端午節活動更把芳香療法推廣成為「全民運動」，節日。當日焚燒或薰燃艾草、菖蒲等香料植物來驅疫避穢，可以制五毒、斬千邪，菖蒲留下成仙、長生傳說。

盛唐時期更有各種宗教儀式應用焚香的神聖感與他界融通，象徵著祈願者的意念直達天聽，悲懷上契佛心。

・檀香樹（學名 Santalum album）

又名檀樹，是檀香科檀香屬的一種半寄生性植物。原產地為印度，後隨佛教來到中國。品質純正的檀香是一味中藥材，分為檀香片和檀香粉，放在專用的檀香爐中燃燒，它獨特的安撫作用可以使人清心、凝神、排除雜念，是修生養性的輔助工具也有安撫情緒、溫暖的感覺。

・青蓮花精油（學名 Nymphaea nouchali Burm）

青蓮花屬睡蓮科睡蓮屬，原產地為印度，萃取方式為以溶劑從花瓣中萃取。主要功能有：促進細胞再生，高效保濕，酸鹼值與皮膚接近，可形成保濕隔離薄膜，有助加強肌膚抗氧化，改善膚色調理各種膚質有著獨特神聖象徵。

第二節　認識 SPA 服務基本流程之規劃

一、殯葬服務流程之規劃

　　誕生禮儀中沐浴很重要，《禮記‧內則》載：「世子生，則君沐浴。」《禮儀‧士虞禮》規定，舉行虞禮祭前，參加祭祀的人要先洗頭洗澡，所謂「虞，沐浴」，虞即虞禮，於日中致祭，以安死者魂魄的祭禮，是為虞禮。透過擦拭的作法，能讓往生者產生放鬆及清潔舒緩肌膚的感受，對家屬而言，可達悲傷撫慰的效果。這是最後一次為自己的親人沐浴，同時也是盡孝道的機會，讓往生者舒坦安穩地走最後一程，達到死後的善終。故出生或是死亡沐浴都是一個很重要的環節，讓亡者乾淨的來，乾淨的離開。

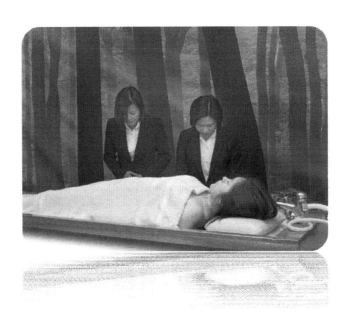

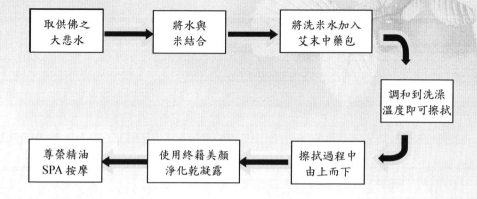

```
┌─────────────┐      ┌─────────┐      ┌─────────────┐
│ 取供佛之    │─────▶│ 將水與  │─────▶│ 將洗米水加入 │──┐
│ 大悲水      │      │ 米結合  │      │ 艾末中藥包  │  │
└─────────────┘      └─────────┘      └─────────────┘  │
                                                        ▼
                                              ┌─────────────┐
                                              │ 調和到洗澡  │
                                              │ 溫度即可擦拭 │
                                              └─────────────┘
┌─────────────┐      ┌─────────────┐      ┌─────────────┐  │
│ 尊榮精油    │◀─────│ 使用終籍美顏 │◀─────│ 擦拭過程中  │◀─┘
│ SPA 按摩    │      │ 淨化乾凝露  │      │ 由上而下    │
└─────────────┘      └─────────────┘      └─────────────┘
```

二、大體全身按摩步驟及流程

　　何謂正確的大體按摩因為溫度可幫助精油吸收，按摩中能讓亡者就像深層的睡著的感覺。一方面安頓亡者，另一方面是使亡者之家屬及親友得到最大的安慰以及最大的滿意，而達成亡者靈安、生者心安的生死兩安的目標。遺體修復不是技術的表現，而是對人的一種愛與關懷送行儀式除了服務亡者，並遵循中國固有孝道精神與殯葬文化傳承，集結精油的生物科技效能，提升殯葬產業的價值和生命關懷事業科的獨特性，觀照家屬的身心靈達到悲傷撫慰並且生死兩相安。

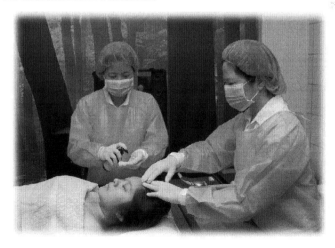

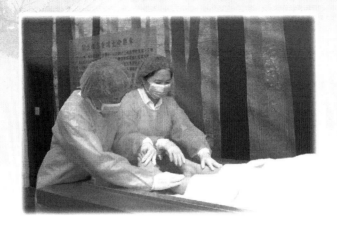

(一)按摩的手法

圖示說明

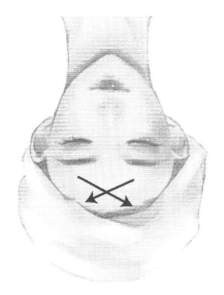

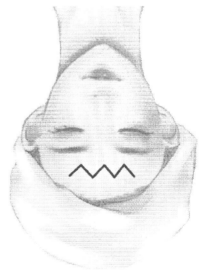

由眉頭下方置髮際交叉輕擦。　　由一邊太陽穴開始以兩手三、四
　　　　　　　　　　　　　　　　指腹交互畫至另一邊。

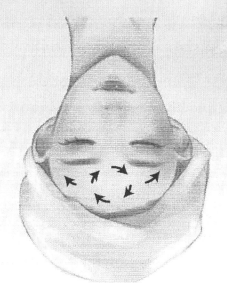

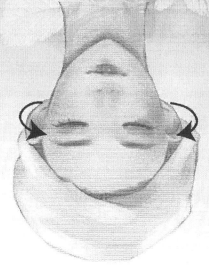

先在額頭中央畫圈輕撫、再向太陽　　將耳殼子骨由外向內輕輕上提後
穴移動（兩手交替動作）。　　　　　輕壓。

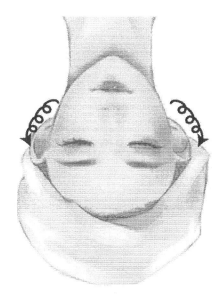

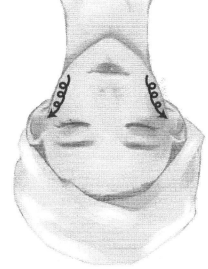

耳多以螺旋式向上畫圈。　　　　　　眼角外側螺旋畫圈。

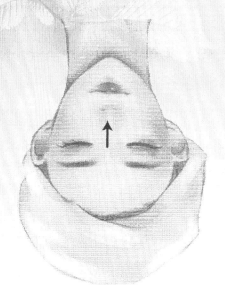

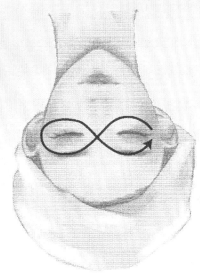

在鼻樑中央由上往下輕撫。

以兩手中指指腹交替畫「8」。

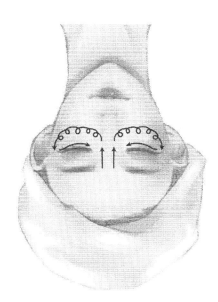

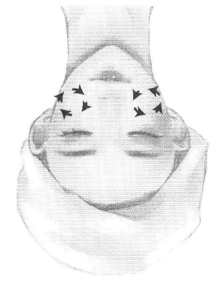

沿鼻樑兩側向下滑動，螺旋式經由
下眼瞼至太陽穴輕壓在由下眼瞼
回鼻樑。

雙頰由下向上畫半圈。

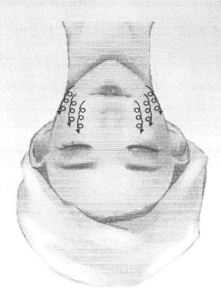

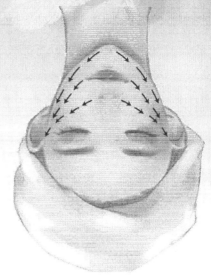

在雙頰斜上螺旋式由內向外畫圈。

由下巴至耳下，嘴角至耳中，鼻翼
至太陽穴輕擦。

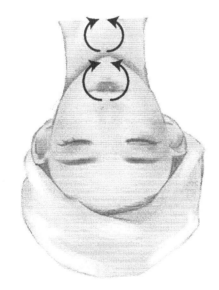

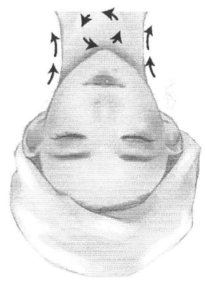

由人中開始繞著嘴角向下滑向下
唇及下顎。

頸部由下向上畫圈按摩，頸後側再
以輕重力量向下稍用力輕擦。

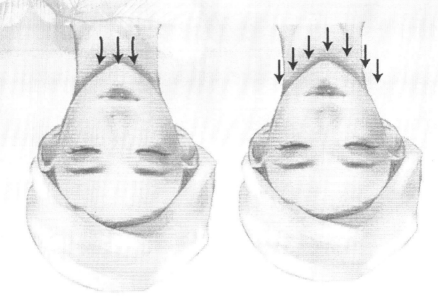

頸部由下向上輕撫。　　　下顎向上輕抬。

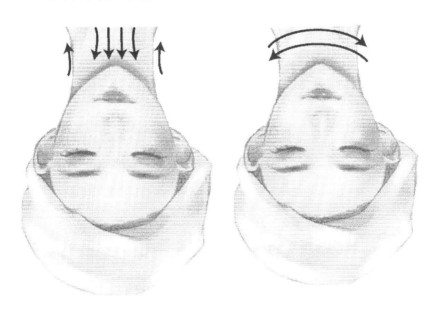

頸部中央由下向上輕撫,頸後側向　下顎左、右來回輕擦。

下稍用力輕撫。

(二)按摩的技巧

圖示說明

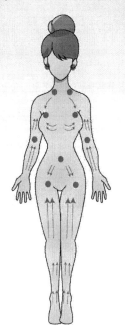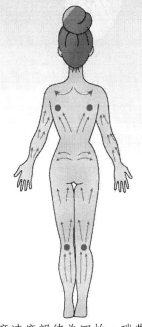

按摩時必須注意按摩的接觸性、持續性、連貫性、韻律感、速度、力道及服貼

按摩速度韻律為四拍，瑞典式肌肉按摩韻律為三拍

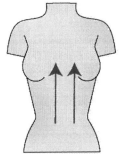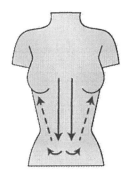

1.滑撫

順著靜脈**或**淋巴的流向，緩慢地輕撫，目的是要讓循環變慢

滑撫動作可以連接不同的按摩動作，提供按摩的連續性

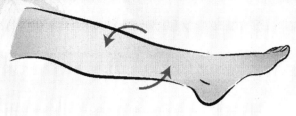

2.揉捏

以單手或雙手柔軟、放鬆的將肌肉拉提

增進循環與加速廢物排除

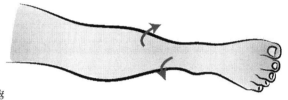

3.摩擦

以雙手拇指與食指指腹小幅度滑撥的按摩動作

刺激組織內的循環與代謝

（三）按摩注意下列事項

1.芳療師應穿著寬鬆易操作的衣服。

2.營造舒適的芳療按摩環境。

3.按摩床高度必須符合操作者的高度。

4.適時使用毛巾讓客人感到溫暖及安全感。

（四）精油的使用禁忌

1.不能將未稀釋的精油，直接塗抹於皮膚。

2.精油不可內服。

3.未經專業人員見議勿任意調配。

4.精油必須避開眼睛接觸。

（五）大體芳香按摩的好處

1. 淨化空氣與殺菌：由於精油有抗菌防腐的成分，所以它有抗菌、抗微生物及抗病毒的特徵延緩遺體的變化。

2. 提供細胞營養：因為精油含有荷爾蒙、維生素、抗生素，所以能提供我們身體細胞的營養可加強保護遺體。

3. 平衡身心：精油最重要的特質是氣味，它會影響大腦的邊緣，作用在嗅覺上，微小的芳香分子更會在中樞神經上引起心理以及生理不同層次的反應，可達悲傷撫慰之效能。

第三節　大體 SPA 尊體服務應具備之服務證照

　　面對禮儀師專業化、證照化的正向發展，坊間對殯葬業者的印象雖已改善，但對該產業的實際業務內容項目與規格透明化，與如何讓往生者依照自己的喜好與風格，完美的離開人世間到達另一世界，尤其在離開前的美妝美顏部分，該如何呈現不失禮節且保有生前風格，讓亡者有完整且美觀的儀容達到生死兩安是共同努力的目標。這是當今殯葬服務業者必須考量的因素，未來任重道遠，　對於殯葬產業的專業技能及傳統殯葬文化慎終追遠有著深層涵義。而殯葬教育相關政府單位、開設學校系所來幫助業界培育所需人才，提升其就業能力，　培養職能專長協助其考取相關執業證書具有不可取代的責任。

　　基於上述理由，並提出下列幾點建議：

1. 「大體美顏師」專業人才養成訓練有它存在的必要性，不但可以為宗教關懷與芳香照護身心靈產業培育臨終、照顧人員，亦可為殯葬業的遺體美容師創造專屬的專業職能，以提升產業人力素質及專業

形象。

2.當今殯葬市場雖盛行為往生者淨身 SPA 服務，但卻收費不一，服務品質更是良莠不齊，為求提升所屬專職技能，建議透過政府單位協助認證「大體美顏師」的專業證照。

3.雖然殯葬業者已發現藥草、植物精油應用在往生者的淨身與化妝方面有顯著的功效，但無國、內外的文獻證實其功效，目前只有對安寧病房及長期照護的患者以及老人安養中心的老者探究的研究報告與文獻，此可做為專家學者努力研究發展之方向。

　　生命儀節的禮俗呈現深重的生命意義，只要合俗、合宜、合情、合禮以儒家人文並不強調這些儀式的必要性，故傳統喪葬禮俗應要考量符合現代社會生活型態，趨變出一套符合當今人們可以遵循的禮儀制度，期善良人文習俗得以發展，保持孝道傳承，代代相傳。

　　因此，可以透過芳療師的專業認證學習來提升專業能力，英國早已將精油運用在日常生活與美容美髮上，也是最早設立芳療學院的國家，可說是芳香療法發展第一大的國家，英國 IFA 國際芳療證照英國 IFA 國際芳療證照。

　　NAHA 美國國家整體芳療協會為北美最大型芳療法的非營利教育性機構，1990 年代成立於美國，承襲英國倫敦芳療學校 LSA（由芳香療法大師 Patricia Davis 於英國成立）的教育與精神 NAHA 制定了一套完整而嚴格的訓練標準，致力提升芳香療法的教育及專業職業標準，在芳香療法教育方面具有完整詳盡的課程規劃。在喪禮專業服務部分 2005 年 4 月內政部舉行「喪禮服務技能檢定職類開發事宜會議」，會中建議：開發技能檢定之職類名稱為「喪禮服務人員」，分甲乙丙三級（目前僅開辦乙丙二級）。當時行政院勞工委員會（現為勞動部）於 2006 年 8 月 1 日召開新職類技能檢定開發審查會議，同意開辦「喪禮服務」職類技能檢定，並於 2008 年 11 月開始辦理。目前喪禮服務相關證照可分為二類：其一為勞動

部核發之「喪禮服務職類」技術士技能檢定；其二為內政部核發之「禮儀師證書」。以下針對這二類證照取得進行說明：

一、喪禮服務職類技術士技能檢定

喪禮服務技能檢定，分為乙、丙二級，乙級為能統籌規劃並指導喪禮服務執行之人員，丙級為能正確操作及執行喪禮服務基礎工作之人員。檢定目標為制定喪禮服務人員技能檢定之方式及內容，並建立喪禮服務人員所需「技能」與「知識」的基本標準，以提供喪家優質的喪禮服務品質。

（一）喪禮服務乙級技術士學科測驗

乙級技術士為能統籌規劃並指導喪禮服務執行之人員，技能檢定項目包括：「臨終服務」、「初終與入殮服務」、「殯儀服務」、「後續服務」、「服務倫理」五項，學科測驗係根據這五項核心能力命製試題。

■臨終服務

喪禮服務人員要正確瞭解與提供臨終諮詢、臨終宗教與悲傷輔導服務，本身須具備臨終關懷、悲傷輔導與各項宗教服務知識。

喪禮服務人員在洽商服務與處理遺體時，要能指導並明確說明提供的服務項目與喪禮流程，並維護消費者權益；在接運遺體時，能清楚說明如何準備後事，掌握接運遺體的時、地、物，並正確指導接運遺體應注意之衛生事項與接運遺體的作業流程；在潔淨遺體時，要正確說明洗、穿、化流程及應注意事項。喪禮服務人員應具備生死、宗教、禮俗與遺體處理相關知識，且具備各種靈堂布置和各宗教禮俗知識與技能，及入殮禮俗與流程相關知識。在協助申辦相關文件方面，要清楚說明所需文件項目、用途、數量及申請程序。

■殯儀服務

　　規劃與執行治喪流程時，要能清楚說明各種治喪程序、治喪應注意事項；協助弔唁與守靈時，要說明弔唁與守靈的禮俗並正確指導流程與動作；辦理治喪協調與發喪作業時，協助家屬分配各種治喪工作，指導撰寫各種喪葬文書，說明禮俗規定與使用時機，及示範撰寫與校對訃聞及祭文。

　　設計與指導奠禮場地，要能正確指導布置奠禮場地及擺放所需器物，熟悉與執行司儀技能；正確安排奠禮流程，執行移靈儀式時，示範如何準備移靈器物、移靈程序；執行發引安葬，能說明所需器物與流程，並瞭解各項應注意事項。喪禮服務人員應具備喪葬文書、喪葬禮俗、奠禮流程、發引安葬等各項知識。

■後續服務

　　後續服務主要提供遺體安葬後，各項祭禮諮詢與服務，要能說明各種祭禮流程，並提供悲傷輔導與後續關懷服務，因此，喪禮服務人員必須具備悲傷輔導和各種祭祀禮儀與宗教儀式等知識。

■服務倫理

　　喪禮服務人員要遵守專業倫理，具備同理心、良好服務形象、態度與溝通，清楚說明各項服務流程，提供合理服務價格，確實尊重喪家權益與隱私權，並訂定殯葬服務契約。

　　熟悉喪禮服務相關法規，能正確引用及說明服務所需法規，如殯葬管理、公共衛生、消費者保護法、民法親屬繼承、遺產稅法及保險給付等相關法規。

(二)喪禮服務丙級技術士學科測驗

　　丙級為能正確操作及執行喪禮服務基礎工作之人員，技能檢定包括：「初終與入殮服務」、「殯儀服務」、「服務倫理」三項，學科測驗係根據這三項核心能力命製試題。

■初終與入殮服務

　　洽商服務事宜時，要能清楚說明服務項目、喪禮流程，並提供合理喪禮服務產品與價格；在接運遺體時，能正確準備與掌握接送遺體的時、地、物，並說明接運遺體作業流程與應注意衛生事項；潔淨遺體時，能正確準備與完成洗、穿、化作業，並注意禮俗相關規定；要確實維護消費者權益，並具有產品價格知識和客戶溝通技巧。

　　布置靈堂時，能正確瞭解搭設靈堂的時、地、物與搭設靈堂時擺放物品位置、祭拜流程及動作；協助申辦相關文件，要能清楚說明所需文件項目、用途及數量及申請程序與殯葬法規；入殮作業要能注意禮俗相關規定，正確擺設入殮器物，需具備入殮禮俗規定與入殮衛生等知識。

■殯儀服務

　　在治喪流程方面，能瞭解與說明各種治喪程序及各種治喪應注意事項、治喪禮俗與流程；協助弔唁與守靈，能說明弔唁與守靈的禮俗、流程及動作，並確實遵守守靈與弔唁應注意事項與守靈禮俗；辦理治喪協調與發喪作業，能協助家屬分配各種治喪工作與治喪協調；撰寫喪葬文書時，能瞭解與說明喪葬文書的種類、禮俗規定及使用時機，並正確撰寫與校對訃聞及祭文。

　　布置奠禮場地，要能正確準備與布置奠禮場地及擺放所需器物，協助奠禮儀式，能說明奠禮流程與應注意事項；執行移靈儀式時，能正確準備與完成移靈器物、程序與應注意事項；執行發引安葬時，正確準備所需器物，並說明發引安葬流程與應注意事項。

■服務倫理

　　遵守專業倫理是喪禮服務人員的基本良知，具備同理心、良好服務形象與溝通態度、合理價格提供服務、確實尊重喪家權益與隱私、確實訂定殯葬服務契約，並須具備社交禮儀、喪禮倫理、悲傷輔導等知識。

(三)喪禮服務術科技能檢定

■乙級技術士術科測試

乙級技術士術科測試包括三站(勞動部勞動力發展署技能檢定中心全球資訊網,2020):

1.第一站:治喪流程規劃書與殯葬服務定型化契約實務技能(紙筆測試)。

2.第二站:訃聞、奠禮流程及奠文(紙筆測試)。

3.第三站:奠禮會場布置與奠禮主持實務技能(現場實作測試)。

第一站及第二站採「紙筆測試」,統一於當梯次學科測試當天下午進行測試,檢定時間2小時,第三站分二個階段,第一階段「奠禮會場布置」測試時間20分鐘,第二階段「奠禮主持實務技能」測試時間40分鐘(含場地恢復時間10分鐘),應檢人只能以術科場地提供之器材、物件並採「現場實作測試」。每站成績各以100分為滿分,成績60分以上及格,三站均及格才算通過測試。

■丙級技術士術科測試

喪禮服務丙級術科測試分三站實施,三站測試成績皆需及格方能取得術科合格資格。

1.第一站:殯葬文書技能實作,檢定時間50分鐘,應檢人依題意之情境撰寫魂帛、魂幡、碑文、骨灰罐銘文、傳統訃聞。

2.第二站:洗身、穿衣及化妝技能實作,洗身穿衣測試時間40分鐘、化妝技能實作測試時間30分鐘,合計70分鐘。

3.第三站:靈堂布置技能實作,測試時間40分鐘(含場地恢復時間20分)(勞動部勞力發展署技能檢定中心全球資訊網,2013)。

二、禮儀師證書核發

　　殯葬專業證照制度結合「職業訓練」、「技能檢定」及「禮儀師證照」，2012 年殯葬管理條例修正施行後，授權內政部訂定禮儀師管理辦法，凡具備「領有喪禮服務職類乙級以上技術士證」、「修畢殯葬相關專業課程 20 學分以上」及「實際從事殯葬禮儀服務工作 2 年以上」三項條件，且無禮儀師管理辦法規定不得擔任禮儀師之情形，可向內政部申請核發禮儀師證書（內政部全球殯葬資訊入口網，2015）。

　　禮儀師證照之取得之禮儀師必修及選修殯葬相關專業課程，2017 年 5 月 23 日修正《禮儀師管理辦法》之殯葬相關專業課程內容，其中兩門選修課程遺體處理與美容、殯葬衛生是遺體美容師必須重視的課程。

殯葬相關專業課程列表

殯葬倫理	殯葬服務過程中，殯葬服務人員運用其專業知能時，應遵循之價值規範	2		
殯葬文書	訃文、碑文、銘文、祭文、輓聯等殯葬文書相關知能	2	至少修畢一門課程	
殯葬司儀	規劃奠禮流程，及主持家奠、公奠禮應具備之專業知能	2		
殯葬會場規劃與設計	守靈場所、家奠與公奠會場之規劃及設計	2		
必修：健康科學	臨終關懷及悲傷輔導	1.臨終關懷：認識亡者臨終前情緒反應，探索緩和面臨死亡痛苦之非醫學方法 2.悲傷輔導：瞭解喪家在殯葬活動中的心理活動，及對喪親者提供失落陪伴或悲傷撫慰之相關知能	2	得分別休息臨終關懷、悲傷輔導二門課程合併認抵之

必修： 社會科學	殯葬政策與法規	探討我國殯葬政策之變遷沿革，及殯葬法規條文意旨與內容	2	
選修	殯葬學	對於殯葬總體現象，如歷史、制度或文化等面向之探討	2	
	遺體處理與美容	殯葬禮儀服務中，有關為遺體進行洗身、穿衣、化妝、修補、防腐或美容等專業知識	2	
	殯葬衛生	從事殯葬禮儀服務過程中，涉及公共衛生相關議題	2	
	殯葬服務與管理	殯葬禮儀服務或組織體經營相關管理知能	2	
	殯葬經濟學	經營殯葬服務業所需之經濟學、產業或市場分析相關知識	2	
	殯葬設施	殯葬設施規劃、維護及管理理論或實務	2	
	殯葬規劃與設計	葬法設計或殯葬流程規劃等相關之理論或實務	2	
	殯葬應用法規與契約	殯葬服務商品、殯葬消費行為涉及民法、消費者保護法或其他相關法規之探討	2	

資料來源：全國法規資料庫 2017 年 5 月 23 日修正《禮儀師管理辦法》附表：殯葬相關專業課程列表，取自：https://law.moj.gov.tw/LawClass/LawAll.aspx?pcode=D0020073。

第四節　結　論

　　殯葬業在近幾年是備受矚目的行業之一，遺體 SPA、精油按摩、整體美容、化妝已經發展成專業的項目。在科技與網絡發達的時代各種儀式在逐漸消失，或許喪禮中需要一些儀式來讓整個告別過程變得更莊嚴，更有

價值。現今忙碌的社會人情越來越疏離，生命中越來越缺乏儀式感，而沒有儀式感，人生就不莊嚴，心就不安靜。本章期許在關懷送行儀式中能增加遺體 SPA 流程加強喪禮的儀式感，使整場告別更顯莊嚴隆重與神聖。

參考文獻

卓芷聿（2003），《芳香療法全書》，台北：商周。

林巧研（2007），《美容、治病芳香精油 DIY》，新北：大吉。

施美惠（1987），《實用芳香療法》，台北：聯經。

郭慧娟（2014），《生死學概論》，台北：華都。

詹火生總校閱（2021），《老人服務事業概論》（二版），台中：華格納。

內政部全球殯葬資訊入口網（2012），內政部通過「禮儀師管理辦法」，完備殯葬專業證照制度，提昇殯葬從業人員專業素質。取自 http://mort.moi.gov.tw/frontsite/cms/newsAction.do?method=viewContentDetail&iscancel=true&contentId=MjYyMg==。

內政部全球殯葬資訊入口網（2015），殯葬專業證照制度說明，取自 https://mort.moi.gov.tw/download.do?fileName=/d_upload_dca/cms/file/A0/B0/C0/D0/E0/F497/9370d413-4823-44c3-85bc-d394ad2a91e1.pdf。

內政部（2012）．《平等自主 慎終追遠：現代國民喪禮》，內政部編印。

台灣殯葬資訊網（無日期），喪禮流程．取自 http://www.funeralinformation.com.tw/Detail.php?LevelNo=50。

胡文郁、陳月枝、陳慶餘、郭敏芳、鈕則誠、邱泰源等（2005），《臨終關懷與實務》，空中大學。

勞動部勞動力發展署技能檢定中心（2020），技術術技能檢定美容丙級術科測驗應檢人參考資料（試題編號：10000-920301）。

勞動部勞動力發展署技能檢定中心（2020），技術術技能檢定喪禮服務乙級術科測驗應檢人參考資料（試題編號：20300-110201-110203）。

勞動部勞動力發展署技能檢定中心（2020），技術術技能檢定喪禮服務丙級術科測驗應檢人參考資料（試題編號：20300-970301）。

生命關懷事業叢書

遺體處理操作手冊

主　　編／王慧芬
作　　者／吳舒晴、張文玉、黃勇融、李佳諭
出 版 者／揚智文化事業股份有限公司
發 行 人／葉忠賢
總 編 輯／閻富萍
地　　址／新北市深坑區北深路三段 258 號 8 樓
電　　話／(02)8662-6826
傳　　真／(02)2664-7633
網　　址／http://www.ycrc.com.tw
 E-mail ／service@ycrc.com.tw
 I S B N ／978-986-298-388-1
初版一刷／2022 年 1 月
定　　價／新台幣 300 元